新型医疗保障制度下的城市社区卫生服务体系

Urban Community Health Service System Under the New Medical Security Schemes

林 琼 著

LIN QIONG

中国财政经济出版社

图书在版编目（CIP）数据

新型医疗保障制度下的城市社区卫生服务体系/林琼著. —北京：中国财政经济出版社，2007.9

ISBN 978 - 7 - 5095 - 0152 - 8

Ⅰ. 新… Ⅱ. 林… Ⅲ. 社区服务：卫生服务 - 研究 - 中国 Ⅳ. R197.1

中国版本图书馆 CIP 数据核字（2007）第 125230 号

中国财政经济出版社 出版

URL：http：//www.cfeph.cn

E - mail：cfeph @ cfeph.cn

社址：北京市海淀区阜成路甲 28 号 邮政编码：100036

发行处电话：88190406 财经书店电话：64033436

北京财经印刷厂印刷 各地新华书店经销

880×1230 毫米 32 开 7.875 印张 190 000 字

2007 年 9 月第 1 版 2007 年 9 月北京第 1 次印刷

印数：1—2 000 定价：20.00 元

ISBN 978 - 7 - 5095 - 0152 - 8/F·0130

（图书出现印装问题，本社负责调换）

内容摘要

进入21世纪之后，中国经济的高速发展越来越受到全世界的关注。高速发展的经济使得国民收入提高、贫困人口减少、生活水平也得到相应改善。

然而，在经济长足发展的同时，我国政府在医疗卫生方面的投入并没有达到与经济发展水平相适应的程度。作为反映社会公平重要指标之一的医疗卫生保健出现了不容忽视的问题：曾经一度辉煌并被世界卫生组织（WHO）向全世界发展中国家推荐的“中国模式”——农村合作医疗，在不太长的时间内迅速瓦解；我国政府在不同场合多次承诺的到2000年实现“人人享有卫生保健”的社会发展目标未能实现；根据2005年世界卫生报告可知，在世界卫生组织的191个成员国里，我国医疗卫生分配的公平性排名第188位，列倒数第四。与此同时，还出现了一系列与医疗卫生相关的问题，如宏观效率低下、药品无序涨价、防治严重倒置、医患关系恶化、医德严重滑坡等。

对于中国的老百姓来说，总的感觉是“看病难”和“看病贵”。根据第三次国家卫生服务调查结果，2003年，我国城市居民次均就诊费用为219元，次均住院费用为7606元，分别比1998年增长了85%和88%。与不断上涨的医疗费用相对应的是，我国人民的医疗保障覆盖水平不高，其中44.8%的城市居民和79.1%的农村人口没有任何医疗保障。这是老百姓感觉看病贵的主要原因。

看病难的问题主要表现在医疗卫生资源（资金、医院、医生、设备等）配置的不合理。医疗资源大多集中在城市，特别是集中在大城市中。但是，即便医疗资源集中在城市里，也无法解决看病难的问题。一方面，由于区域卫生规划并未得到很好的落实；另一方面，许多已经建好的医疗卫生资源没有得到合理的利用。由于政府在医疗卫生方面的投入日趋减少，迫使医疗机构不得不为自身的生存寻找出路，加之政策导向也使得医疗机构朝着市场化方向发展。于是，在医疗服务提供这个信息不对称的市场里，出现了严重的市场失灵，需要一定程度的政府干预。

根据国外医疗卫生事业的发展经验，我们发现，首先，大多数国家已经建立了比较完善的医疗保障系统，不论是英国的国家健康服务系统（NHS），还是德国的社会健康保险，抑或美国的以私人医疗保险为主的混合医疗保障系统，它们基本覆盖了85%以上的该国国民。而我国近半数的城市居民和近八成的农村人口没有任何医疗保障，与这种体现公平可及原则的国际大环境极其不相符合。其次，在上述国家的医疗服务提供系统，为了控制医疗费用，几乎都选择了社区卫生服务或者与此相关的全科医生或家庭医生作为医疗服务提供系统的“守门人”，并且执行比较严格的双向转诊制度，以便达到降低医疗成本的目的。再次，在医疗卫生服务体系内，上述各国还实行相对健全的监管政策，对医疗卫生服务体系中可能存在的质量或安全等问题进行必要的监督管理。

我国属于二元经济结构的发展中国家，城市与农村之间存在较大的差异，很难在一本书中清楚说明城市和农村的医疗卫生保健问题。因此，本书的研究重点，主要集中在城市医疗卫生服务体系，特别是城市社区卫生服务体系方面。

基于此，本书首先从医疗保障制度和医疗服务提供（特别是社区卫生服务）这两方面出发，介绍国外已有的经验，并进行必要的研究与分析。然后结合我国实际情况，分别说明我国医疗保障制度的演变，以及医疗服务提供体系的现状，重点分析并提出关于构建我国新型医疗卫生服务体系，特别是社区卫生服务体系方面的设想。在此基础上，针对双向转诊在医疗成本控制中的作用、社区卫生技术人才培养和人力资源管理，以及社区卫生服务中的监管等问题进行了探讨，希冀从中找出更加适合我国国情的社区卫生服务体系及其管理方式。

全书共分为十章。

第一章绪论，主要通过一系列比较数据，针对我国医疗卫生事业的发展状况提出存在的问题，并分析导致问题的原因。

第二章介绍本书的理论基础，主要包括福利经济学、健康经济学和公共物品理论。这是因为我国医疗卫生事业发展中存在的问题，主要表现在过于注重效率而忽略了公平性。而且，健康经济学在我国的研究历史不算长，导致经济学在医疗卫生保健领域里的研究尚未发挥其应有的作用。同时，我国对于医疗卫生领域中，公共物品、准公共物品和私人物品的划分并不清晰。为了更好地进行相关研究与讨论，我们需要对此有所了解。

第三章介绍国外的医疗保障系统和社区医疗卫生服务。本书选择介绍英国、德国、美国和挪威等国的情况，重点突出上述各国的社区卫生服务在医疗经费来源得到保障的前提下，如何发挥医疗卫生服务系统“守门人”的作用，为有效控制医疗成本打下良好的制度基础。

第四章的重点内容是国内的医疗保障制度和医疗服务提供。为了更好地说明本书提出的新型医疗服务体系理论模型，在目前我国新型医疗保障系统尚未明确的前提下，按照作者自己的思路提出了国内的新型医疗保障系统，即以家庭为单位参保的城镇职工医疗保险、政府医疗保险、互助医疗保险和商业医疗保险等。在此基础之上，本书明确提出有效推行上述医疗保障制度的医疗服务体系理论模型，即公立医疗服务体系和非公立医疗服务体系。

第五章是本书的核心部分，着重分析并构建我国的社区卫生服务体系。在对多家社区卫生服务机构访谈的基础之上，作者指出了我国社区卫生服务面临的主要问题。为了更好地解决这些问题，本书构建了我国新型社区卫生服务管理模式的理论模型，以及多样化的双向转诊体系。简单的说，作为我国未来医疗服务系统的核心，社区卫生服务中心应当成为网络化管理的基本医疗服务和信息管理中心，承担公共卫生服务和基本医疗服务。而多样化的双向转诊体系将成为提高医疗服务效率，有效控制医疗成本的重要手段。

第六章的重点内容是对城市社区卫生服务体系的经济可行性进行研究与分析，亦即对财政投入进行匡算。由于城市特别是大城市已经具备足够的医疗卫生资源，如何利用已有的医疗卫生资源，发挥其在社区卫生服务中的作用，对于各级财政的资金投入，具有一定的指导意义。本书选取北京市海淀区作为财政投入的匡算对象，具体说明匡算思路和方法。

第七章探讨双向转诊及其在医疗成本控制中的作用，以及DRG（Diagnosis Related Group，按病种付费）在国内推广的可行性，同时提出通过社区卫生服务机构进行疾病经济负担研究，有助于体现保健（Health）而非医疗（Medical）作为社区卫生服务工作重点的必要性。

第八章主要研究社区卫生服务体系中的人力资源问题。研究表明，目前人们不愿到社区卫生服务机构就医的主要原因之一，是担心社区卫生服务机构的医疗水平不够高，而这恰恰是不争的事实。本书提出的对策包括：加强全科医学教育、改变医学人才观念、提高居民健康和就医认识、建立健全薪酬管理制度和激励机制等。

第九章讨论的是社区卫生服务体系的监管问题。显然，作为特殊服务形式的医疗卫生服务，不存在需不需要监管的问题，而是如何进行监管。本书介绍了监管内容及其相应的形式，以及如何评价监管结果等。

第十章结束语是对全书的总结，特别谈到对目前正在进行的7

套甚至 8 套医疗改革方案准备工作的看法。作者认为，新一轮医疗卫生改革正在探索和起步阶段，而且并非一蹴而就的事，仍然需要结合国家的财力和全社会的配合才有可能获得成功，希望本书也能对我国的医疗卫生改革有一定的借鉴意义。

本书有以下几方面的创新：

1. 将医疗保障系统和医疗服务提供两者结合起来讨论，使得这两方面的因素能被纳入统一的医疗体系之中。在国家尚未提出医疗保障制度的前提下，本书提出相对简单且易操作的医疗保障系统，以及与该医疗保障系统相关的医疗服务提供体系。为此，作者设计了我国新型医疗服务体系的理论模型。

2. 借鉴国外先进经验，并结合我国实际情况，构建了我国社区卫生服务体系的理论模型。笔者认为，社区卫生服务中心应当成为网络化管理的基本医疗服务及信息中心，通过电子健康档案和电子病历，逐步实现社区卫生服务中心（站）之间，以及社区卫生服务机构与上级医疗机构之间的信息共享，提高医疗卫生服务的工作效率；同时提出必须实行多样化的双向转诊体系，通过社区卫生服务中心与上级综合医院或专科医院自行合作的方式，达到有效实行双向转诊的目的，并以此实现各级同类医疗机构之间的竞争，降低医疗成本，提高服务效率。

3. 以北京市海淀区为例，研究了在大城市中建立社区卫生服务体系的经济可行性，提出了充分利用现有医疗卫生资源，以尽可能少的资金投入，多快好省地发展社区卫生服务的思路。

关键词：新型　医疗保障制度 社区卫生服务体系

Abstract

When humans witness the 21st century, more and more eyes from different places of the whole world have been attracted by the rapid increase of Chinese GDP. With the development, we can see more national income and less poverty population. The standards of living go up to a higher level.

However, in the meantime, the financial input of China's government into the health care was not accordance with the speed of economic development. Health care, which is regarded as an important index to judge the social equity, has met big problems. For instance, the rural cooperative medical services, that were called "the Chinese model" and recommended to other developing countries by WHO, seemed to be collapsed suddenly. Health for all, the social development goal that was put forward by WHO in 1977, has not been reached in China. In 2005, among the 191 member countries of WHO, China got the position at No.188 for its fairness in health care. Obviously it is not good.

The general feeling for people going to see the doctors is difficult and expensive. According to the third National Health Service Investigation, in 2003, the average expenditure for urban outpatient is 219 yuan and 7606 yuan for every inpatient. The two figures are increased by 85% and 88% comparing to those in 1998, respectively. At the same time, 44.8% of urban residents and 79.1% of rural population have not got any medical securies yet, explaining why people feel expensive.

The most important reason for the difficulty to see doctors is the unreasonable collocation of medical resources. The best medical resource is to locate in the cities, especial in big cities. However, it is still hard to solve the difficulty problem because people like to go to the big hospitals and dislike to go to the community doctors. Another reason is the Chinese government has reduced to input the health care field to press the medical institutions to survive by themselves. And the whole medical system tends to focus on the profitable target.

The conclusion is that we need government intervention to some extent because there has been serious market failure in Chinese health care system.

From the experiences of foreign health care system, we can find that firstly there are good enough medical securies systems set up in most countries. For instance, NHS in Great Britian, Social Health Insurance in Germany or the mixture of private and public medical care schemes in USA, they have covered more than 85% of their residents. China is almost on the opposite. We can also see that the second reason is to control the medical cost. Almost all countries choose the community health care or General practitioners or family doctors as the gate - keepers of the medical provision systems. They also have the strict two - way referral system to reach the goal of reducing medical expenditures. There have been regulations to supervise the quality, safe, etc in the health care service system of the mentioned countries.

China is a developing country that has two separate economic structures of urban and rural areas. It is impossible to clearly describe the health care issues in urban areas and in rural areas in such a kind of PhD papers. That is why this article to focus mainly on the urban health care services system.

Based on this, the book will firstly introduce the foreign experiences from two different commodities, medical securities system and medical service provision, especially the community health care service. Then, the book will describe the evolvement of Chinese medical securities system and medical care provision. The author analyzes and designs a framework of China's new health care service system which the community health service system is the core. On basis of the point of view, the book is to discuss about the two - way referral system, human resource management in the community health care and the health care supervision.

There are ten chapters in the book. Chapter One is the introduction to explain why the author choose this topic and to briefly analyze the reasons that result in people feeling difficult and expensive when they have to go to doctors.

Chapter Two will introduce some basic theories that are closely related to the book. We will see the brief cores of welfare economics, health care economics and public goods theory. The author thinks the big problem in Chinese health care system is to focus on the efficiency and ignore the equity. Another reason is the research history of health care economics in China is too short to do enough research on the medical care fields. Meanwhile, we have not figured clearly out what are the public goods or quasi - public goods or private goods. To do further research, we need to know more about the basic theories.

Chapter Three is to introduce the foreign medical securities system and community health care services. The book has chosen the Great Britian, Germany, USA and Norway for examples and focused on the role of gate - keepers of general practitioners to control the medical cost.

Chapter Four will focus on China's medical securities system and medical service provision. In order to explain the new theoretic model of medical service system proposed by the author, the book has synchronously brought forward the new medical systems, which is including employer/

employee medical insurance on the basis of families, government medial insurance, mutual assistant medical insurance and commercial medical insurance. Afterwards, the book starts to put forward the new medical service provision system, i. e., the public medical service system and the non – public medical service system.

Chapter Five is the emphasis of the book to focus on constructing the community health care framework in China. On the basis of interviews with people in a dozen of community health care institutions, the book points out the main problems of Chinese community health care services. To solve the relevant problems, the author presents the theoretical model for new community health care services and diversified two – way referral system. Simply speaking, as the core of our future medical service system, community health care center should become the information network center to supply the basic medical services and public health care services. While diversified two – way referral system will be the important means to improve medical efficiency and control medical cost in an effective way.

Chapter Six is a case study to calculate in general the financial input when the new urban community health care service system continues to work. Due to the reasons that there have been enough medical care resources in big cities, the most important is to use these resources in an effective and efficient way. The book will choose Haidian District of Beijing City for the case study.

Chapter Seven will discuss the two – way referral and its role in medical cost control. The second issue is to analyze the possibility of promotion DRG (Diagnosis – Related Group) in China. Finally, the book will bring forward the research on disease economic burden with the help of community health care institutions to prove that health rather than medical is the most important in community health care services.

Chapter Eight will focus on the human resource issue in community health care services. According to the investigations, one of the main reasons that people dislike to go to the community health care is to worry about the medical level and quality of general practitioners. The fact is the point. This book points out general medicine education should become an important specialty in the college education and above. We should also change the minds of medical staffs and ordinary people. At present, what we could do is to set up the effective stipend system and incentive mechanism.

Chapter Nine is to discuss the supervision of community health care services. The medical care service, as a kind of special services, should be regulated. The book presents the contents and forms of community health care regulations and how to evaluate the supervisions.

Chapter Ten is the summary of the whole book. When the book has been finished, there are seven or eight blueprints going on establishment. We do not know when the new health reform starts, however, we all know it will turn to the Health for all. This book could give some help to the new health reform, more or less.

Some new ideas of the book are listed as follows.

1. To put the medical securities system and medical service provision together and make the two factors into composite medical system. Before the new medical securities system occurs, the book put forward a simplified and feasible medical securities system by means of foreign experiences and Chinese current situation. On the basis of it, the book is to focus on the construction of medical service provision especial the community health care services.

2. To form a new theoretical model for Chinese medical service provision on the basis of new medical securities system. Simply speaking, we need two different medical service provision systems. They are public

medical system and non - public medical system. However, the proportion of public and non - public institutions can be changed in different areas according to the local economic level.

3. To construct the new theoretical model for our community health care service system by means of foreign advanced experiences and the actual situation in China. The author believes that community health care center should be the information network center to supply the basic medical services and public health care services. Along with the electronic health files and electronic case history are widely used in the medical service, the electronic means will ensure the information share between community health care institutions and hospitals to improve the working efficiency. At the same time, the book brings forward the diversified two - way referral system that is organized by the community health care institutions and hospitals without government intervening. The system will be an important way to improve medical efficiency and control medical cost in an effective way.

4. To take Haidian District of Beijing City as an example because this is one of the complicated administration areas in big cities. The book starts from the new form of community health care service and calculate how much money that government will put into the new system. The purpose is to focus on how to use current medical care resources in an efficient way rather than increase more inefficient money.

Key words: *Medical securities schemes, Community health care service, Systemetic research*

目　录

第一章 绪 论

第一节 问题的提出

1978年12月，中国共产党第十一届中央委员会第三次全体会议召开之后，中国社会开始进入转型期。伴随着中国社会的转型，中国经济驶入持续高速增长的发展轨道。

经济高速增长的结果使我国的居民收入大幅增加、贫困人口减少、生活水平也得到相应的提高。然而，在经济长足发展的同时，我国政府在医疗卫生方面的投入并没有达到与经济发展水平相适应的程度。在中国经济高速增长的背后，作为社会公平重要指标之一的医疗卫生保健却出现了不容忽视的问题：曾经被世界卫生组织（World Health Organization，WHO）向全世界发展中国家推荐的“中国模式”——农村合作医疗，在很短的时间内迅速瓦解；我国政府承诺的在2000年实现“人人享有卫生保健”的社会发展目标未能完成；在世界卫生组织191个成员国里，我国医疗卫生分配的公平性排名第188位，列倒数第四。与此同时，还出现了一系列与医疗卫生相关的问题，如宏观效率低下、药品无序涨价、防治严重倒置、医患关系恶化、医德严重滑坡等。

这一切表明，经济增长并不能自动实现卫生保健的人类发展目标，同时也反映出中国经济增长与医疗卫生发展之间存在着不和谐的关系。根据联合国的相关数据以及我国的卫生统计年鉴，我们发现中国的卫生保健事业面临严峻的挑战。

一、中国的卫生保健及其与国外的差距

首先将中国与其他国家的人口状况指标进行简单的比较。图1－1反映的是14个国家2002年的人口状况。

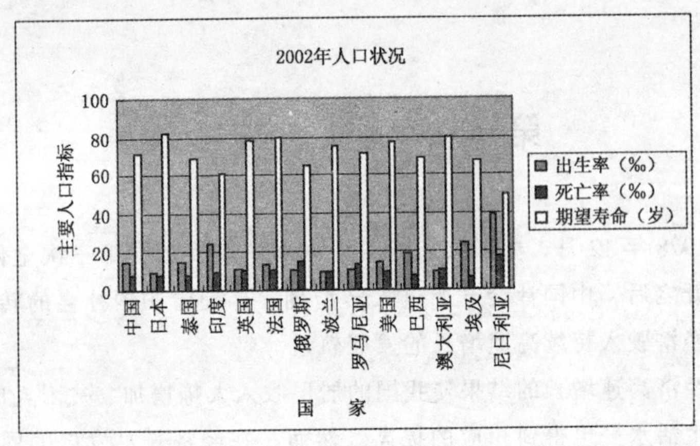

资料来源：2004年世界发展指标。

图1－1 2002年人口状况

从图1－1可以看出，日本的期望寿命最高，超过80岁，而出生率和死亡率相对较低。尼日利亚的期望寿命是最低的，不到50岁，且出生率和死亡率在所有国家中也是最高的。平均来看，中国的几项指标均处于中等偏下。

考察一个国家的卫生资源状况，主要根据以下四个指标进行比较：（1）人均医疗卫生费用；（2）医疗卫生费用占GDP的比重；（3）每千人口医师数和（4）每千人口床位数。表1－1反映的是上述14个国家的卫生资源状况。

在表1－1所列的几项指标中，我国与发达国家相比均有较大的距离，即使跟某些发展中国家（如巴西、波兰等）相比，也有一定的差距。

表 1-1 卫生资源状况比较

	每千人口医师（人）	每千人口病床（张）2001—2004 年	人均卫生费用（美元）2003 年	卫生总费用占 GDP（%）2003 年
中 国	1.06（2001）	23	61	5.6
日 本	1.98（2002）	129	2662	7.9
泰 国	0.37（2000）	22	76	3.3
印 度	0.60（2005）	7	27	4.8
英 国	2.30（1997）	40	2428	8.0
法 国	3.37（2004）	76	2981	10.1
俄罗斯	4.25（2003）	99	167	5.6
波 兰	2.47（2003）	55	354	6.5
罗马尼亚	1.90（2003）	66	159	6.1
美 国	2.56（2000）	33	5711	15.2
巴 西	1.15（2000）	26	212	7.6
澳大利亚	2.47（2001）	40	2519	9.5
埃 及	0.54（2003）	22	55	5.8
尼日利亚	0.28（2003）	—	22	5.0

资料来源：《2006 年中国卫生统计年鉴》附录 2-8 和附录 2-9。

如果不考虑其他国家的情况，只观察我国医疗卫生经费中政府投入、社会投入和个人投入比重的变化，也会发现其中存在着影响人们生活水平的重要因素。图 1-2 反映的是 1978—2003 年期间我国卫生总费用占 GDP 百分比的变化情况。应当说，其变化趋势比较符合我国社会发展水平。

但是，当我们观察图 1-3 时，却不免受到极大触动。因为该图反映的是同一时期，政府、社会和个人在卫生总费用中各自投入比重的变化情况。显然，随着卫生总费用的急剧增加，个人投入其中的比重越来越大，而且已达到与我国人民生活水平极其不相符合的难以承受的地步。

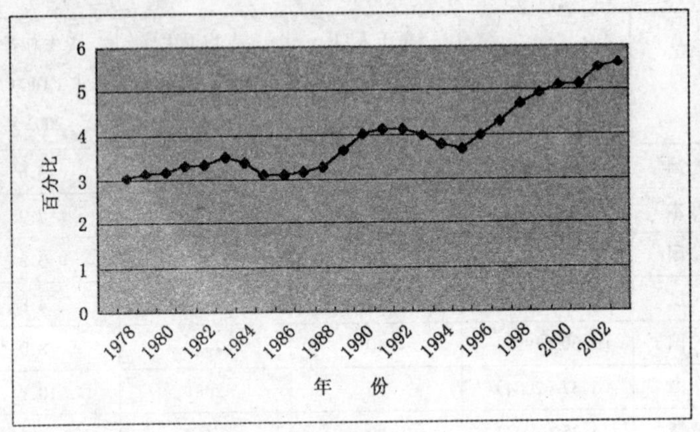

资料来源：《2005年中国卫生统计年鉴》。

图1-2　卫生总费用占GDP的比重

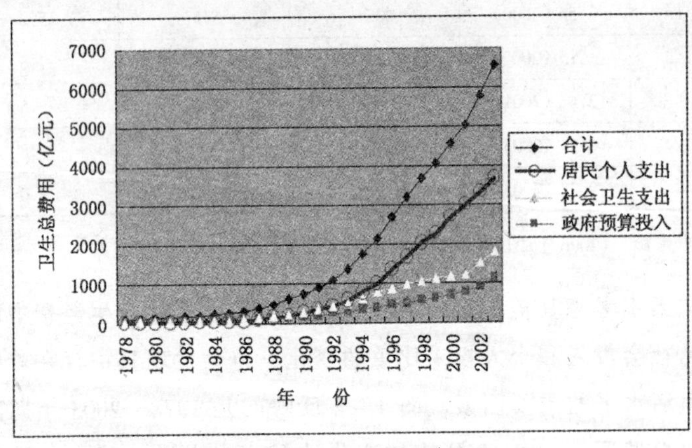

资料来源：《2005年中国卫生统计年鉴》。

图1-3　政府、社会和个人投入卫生总费用的比重

上述图表说明，改革开放以来，随着社会经济发展水平的提高，我国人民在医疗卫生方面的总投入越来越高。以居民个人在其中的投入比重来看，似乎已经接近发达国家的水平。但是现实究竟

如何？我们真的已经远远超过发展中国家，并且达到发达国家的水平了吗？

二、“人人享有卫生保健”的战略目标

20世纪70年代，世界卫生组织提出到2000年实现“人人享有卫生保健”的全球战略目标，并得到联合国大会的肯定和世界各国政府的响应。

从20世纪80年代初开始，我国政府也在不同场合多次承诺，要在2000年实现这一目标。1983年，我国总理在接见世界卫生组织总干事马勒博士时就表示“我们将做出努力来响应世界卫生组织提出的‘2000年人人享有卫生保健’的战略号召，要努力在中国尽早实现这个目标”。① 1988年，李鹏总理在给“第四届亚洲农村医学暨初级卫生保健会议”的贺词中郑重声明：“‘2000年人人享有卫生保健’是世界卫生组织提出的，我国政府已宣布支持世界卫生组织为之所作的一切努力，积极促进这一目标的实现”。② 1997年，《中共中央、国务院关于卫生改革与发展的决定》也指出：“卫生工作的奋斗目标是……到2000年，初步建立起具有中国特色的包括卫生服务、医疗保障、卫生执法监督的卫生体系，基本实现人人享有初级卫生保健”。③

但是，我国的医疗卫生发展状况表明，情况并非如此。根据2003年第三次全国卫生服务调查结果显示，有44.8%的城镇人口

① “中国卫生年鉴”编辑委员会：《中国卫生年鉴》，北京：人民卫生出版社1984年版，第3页。

② “中国卫生年鉴”编辑委员会：《中国卫生年鉴》，北京：人民卫生出版社1989年版，第5页。

③ 中华人民共和国卫生部编：《中共中央、国务院关于卫生改革与发展的决定：建设有中国特色的社会主义卫生事业——全国卫生工作会议文件汇编》，北京：人民卫生出版社1997年版，第83页。

和79.1%的农村人口没有任何医疗保障，基本上是自费看病。① 造成这种状况的原因何在？我们能否寻根溯源，找出其原因，以便实现“人人享有卫生保健”的战略目标？

我国的上一轮医疗卫生改革始于1985年。当时卫生部的一位老干部说，“正式启动的医改，核心思路是放权让利，扩大医院自主权，基本上是复制国企改革的模式”。② 反观这种指导思想，可以理解为什么近20年的医疗卫生改革被国务院发展研究中心课题组认定为“从总体上讲，改革是不成功的”。③ 按照该课题组的观点，在上一轮医疗卫生改革中，我国医疗卫生行业发生了以下几方面的变化。

在医疗卫生服务体制方面，医疗卫生机构的所有制结构从单一公有制变为多种所有制并存；公立机构的组织与运行机制在扩大经营管理自主权的基础上发生了很大变化；不同医疗卫生服务机构之间的关系从分工协作走向全面竞争；医疗卫生机构的服务目标从追求公益目标为主转变为全面追求经济目标，不仅非公有制的医疗机构如此，公立医疗服务机构乃至公共卫生服务机构也是如此。

在医疗保障体制方面，随着国有企业以及其他方面的体制改革，城镇地区的劳保医疗制度和公费医疗制度也遇到很大的困难，经过多年的改革探索，目前确定了统一模式的、社会统筹与个人账户相结合的城镇企业职工医疗保障（保险）体制，但是仍然有很大比例的老百姓没有得到基本的医疗保障。

除此之外，政府在医疗卫生事业的行政管理体制、药品生产与

---

① 中华人民共和国卫生部编：《中共中央、国务院关于卫生改革与发展的决定：建设有中国特色的社会主义卫生事业——全国卫生工作会议文件汇编》，北京：人民卫生出版社1997年版，第88页。

② “医改20年，路在何方?”，人民网：时代潮，2005年10月7日。

③ 国务院发展研究中心课题组：“对中国医疗卫生体制改革的评价与建议（概要与重点）”，《中国发展评论》2005年增刊第1期。

流通体制等方面也都发生了非常大的变化。在医疗卫生事业的行政管理及资金投入方面，中央政府的统一协调职能不断弱化，各种责任越来越多地由地方政府承担，药品生产与流通也走向全面市场化。

进入21世纪之后，自1985年开始的医疗卫生改革带给绝大多数老百姓的感觉是：看病难和看病贵的问题同时存在。

看病难，主要反映出医疗资源（资金、医院、医生、设备等）配置的不合理，医疗资源大多集中在城市，特别是大城市中。况且，市场化导向使得医疗机构的私有化比例越来越高，在医疗服务提供这个信息不对称的市场里，出现了严重的市场失灵，需要一定程度的政府干预。

看病贵，主要表现在上一轮医疗体制改革中，由于取消了政府控制，几乎所有的医疗机构都被推向市场，财政拨款只占医院资金来源的极少部分，而且财政投入在各类医院中的比例存在较大差异，即使公立医院之间也是如此。一方面，居民个人支出在卫生总费用中的占比逐年提高，根据2005中国卫生统计年鉴，到2003年时，该比例已达55.9%，绝大多数人感觉“看病贵”；另一方面，由于医疗卫生资源分布很不均衡，造成医疗服务供求之间的矛盾极为突出，供不应求在导致看病难的同时也造成了看病贵。与此同时，科学技术的进步促使新型检测仪器与设备不断推出，在政策和利益的双重导向下，过度医疗使得检查费用也越来越高，再加上政府允许医院对药品采用15%加成比例的定价政策，导致高价药和大处方屡禁不止，也是造成医疗成本高企的重要原因。

鉴于看病难和看病贵的现实，再加上我国医疗保障制度的不完善，非但“人人享有卫生保健”的目标在我国始终未能实现，而且，许多家庭因病致贫或因病返贫的现象层出不穷。第三次全国卫生服务调查的数据还显示：我国约有48.9%的居民有病不就医，29.6%的人应住院而不住院。久而久之，倘若人们有病不能或不敢就医的势头如此发展下去，终将影响中央关于构建和谐社会的总体目标。

由此可见，我国医疗卫生事业的发展已经进入关键时期，全面配套的综合改革势在必行。根据我国政府提出的新的卫生体制改革目标，2010 年将实现我国对世界卫生组织“人人享有卫生保健”的承诺，使所有居民获得免费的公共卫生服务，以及最基本的医疗保障。

实事求是的说，我国政府对医疗卫生的投入，主要表现为严重不足，当然资源利用效率很差也是不争的事实。就目前来看，政府财政投入不足是导致医疗卫生可及性差的主要原因，也是本书研究的主要内容。表 1－2[①] 所反映的是按照 WHO 口径测算的我国卫生总费用及其构成情况。

表 1－2　　中国卫生总费用测算结果（按照 WHO 口径）

项　目	单位	1990	1995	2000	2001	2002	2003
卫生总费用	亿元	747.97	2157.75	4586.63	5025.93	5790.03	6584.1
1. 公共卫生费用	亿元	152.98	326.5	585.65	622.09	753.13	897.69
政府卫生支出	亿元	152.4	323.87	585.65	622.09	753.13	897.69
外援卫生费用	亿元	0.58	2.63				
2. 私人卫生费用	亿元	594.99	1831.26	4000.98	4403.84	5036.89	5686.41
私人社会保险	亿元	293.13	718.62	1024.12	1004.7	1157.21	1293.93
私人商业保险	亿元			28	61	121	242
现金卫生支出	亿元	267.01	999.98	2705.17	3013.88	3342.14	3678.67
人均公共卫生费用	元	13.38	26.95	46.21	48.74	58.63	69.46
人均私人卫生费用	元	52.04	151.19	315.67	345.05	392.11	440.03
私人费用/总费用	%	79.55	84.87	87.23	87.62	86.99	86.37

① 杜乐勋、张文鸣、黄泽民主编：《中国医疗卫生发展报告 No.2》，北京：社会科学文献出版社 2006 年版，第 39 页。

续表

项　目	单位	1990	1995	2000	2001	2002	2003
公共费用/总费用	%	20.45	15.13	12.77	12.38	13.01	13.63
卫生总费用/GDP	%	4.03	3.69	5.13	5.16	5.51	5.62
公共卫生费用/GDP	%	0.82	0.56	0.65	0.64	0.72	0.77
私人卫生费用/GDP	%	3.21	3.13	4.47	4.53	4.79	4.85
国内生产总值	亿元	18547.9	58478.1	89468.1	97314.8	105172.3	117251.9

由表 1-2 可以看出，私人卫生费用占卫生总费用的比重从 1990 年的 79.55%上升到 2003 年的 86.37%，按照世界卫生组织的统计口径，我国的卫生总费用有十分明显的私有化和市场化趋势。

三、本选题的理论意义和实践意义

如前所述，所谓看病难和看病贵的问题，都与医疗密切相关。但是，不争的事实是：人人生来健康不平等。所以越来越多的人把注意力放到医疗保障制度是否满足公平原则方面，即：是不是每个人都能平等地享有医疗保健的权利。这是一个几乎得到全球关注的问题，即便在以私人健康保险制度为主体的美国，目前也在探讨全民医疗保障体制的问题。

根据国际惯例，在健康经济学研究领域，我们必须考虑以下三方面的问题，即可及性（Access，能否看病）、成本（Cost，出多少钱）和质量（Quality，效果如何）。

Access 讨论的是谁来出钱，通常反映在我们所说的医疗保障制度方面，这是一种对健康状况不良的人接受医疗服务时所提供的财政保障。通过不同的医疗保障制度，可以知晓各个国家的人们是否能够得到公平的医疗服务机会。如美国的医疗保障系统中，包括专门为 65 岁以上老年人提供保障的医疗照顾制度 Medicare、为低收入或残疾人群体提供保障的医疗救助制度 Medicaid、针对儿童的 S-

CHIP、面向退伍军人的VA（Veteran's Administration）等政府医疗保障制度和私人医疗保险制度[①]等。北欧国家挪威实行的是公共健康保险计划（Public Health Insurance Scheme，PHIS），即国家为所有符合条件的人提供医疗保险，资金来源是高税收。英国的医疗保障制度被称为国民健康服务（National Health Service，NHS），也是通过税收形式筹集资金并主要投资于供方，由政府直接举办医疗机构并提供医疗服务。以德国为代表的模式组织开展强制性的全民医疗保险，通过补需方的方式降低医疗费用支出，政府只举办少量的公立医院。

在医疗保障制度得以确定的前提下，如何更好地提供医疗服务，也日益成为人们关注的话题。所谓更好地提供医疗服务，除了不存在医疗可及的障碍（人人享有卫生保健）之外，如何控制医疗成本和监督医疗质量，同样成为我国新一轮医疗卫生改革中极为重要的研究内容。

根据我国目前的实际情况，如果让政府承担全部医疗的资金和服务，在短期内恐怕难以实现。然而，在提供基本医疗服务和公共卫生服务方面，政府应当而且有能力承担相应的责任。通过建立一系列低成本广覆盖的医疗保障制度，提供由政府承诺的公共卫生服务和常见病、多发病的基本医疗服务，政府可以逐步实现到2010年“人人享有卫生保健”的社会发展目标。具体来说，可通过对提供公共卫生服务和基本医疗服务的供应方（如采用公立卫生服务体系和非公立卫生服务体系并举的方式，特别是构建良好的城市社区卫生服务体系和农村合作医疗服务体系），进行必要的财政投入才能达到相应的目的。详细内容参见第四章和第五章。

鉴于中国的人口特点，我们很难把城市人口与农村人口放在一

① Chua Kao - Ping. 2006. Overview of the U.S. Health Care System. AMSA Jack Rutledge Fellow 2005 - 2006.

起进行讨论。本书关注的重点是城市人口的医疗保障制度与医疗服务提供问题，因此，书名被定为“新型医疗保障制度下的城市社区卫生服务体系”。

一般认为，城市社区卫生服务的主要内容包括预防保健、疾病治疗、护理康复、心理咨询和健康教育等，而这些内容应包括由政府提供的公共物品和属于基本疾病治疗的准公共物品。此处的疾病治疗就是我们通常所说的常见病、多发病的基本医疗服务。

按照国务院《关于发展城市社区卫生服务的指导意见》（国发〔2006〕10号），发展社区卫生服务的工作目标是：社区卫生服务机构设置合理，服务功能健全，人员素质较高，运行机制科学，监督管理规范，居民可以在社区享受到疾病预防等公共卫生服务和一般常见病、多发病的基本医疗服务。东中部地区地级以上城市和西部地区省会城市及有条件的地级城市要加快发展，力争在两三年内取得明显进展。

2006年9月17日，在上海举办的公立医院价值取向与发展走向论坛上，卫生部一位不愿透露姓名的官员透露了中国未来医疗卫生体系的“一二三四五”策略。一个目标：即建立惠及全体国民的卫生体系。两层服务体系：包括以公共卫生和基本医疗服务为主的初级卫生保健体系，以及解决急危重症（大病治疗）为主的二三级医疗机构体系。三重保障制度：基本医疗服务保障制度，通过政府一般税收筹资、政府直接举办医疗机构、利用适宜的医疗技术和基本药品、免费向全体国民提供，解决公共卫生服务和基本医疗服务公平问题；社会医疗保险制度，通过立法强制全体劳动者加入，以家庭为单位参保，保费由雇主和雇员分担，政府可资助弱势群体加入，以解决大病风险问题；商业医疗保险，以满足多层次的医疗保障和医疗服务需求。四项实施策略：一是加快卫生基本法的立法工作；二是保障卫生投入；三是完善公立医疗卫生机构的运行机制；四是卫生行政管理体制改革。五个关键问题则包括公私合作伙伴关系、支付制度、基本药品、管制、发挥中医药作用等。

显然，国家已经决定下大力气推广城市社区卫生服务，从而解决看病难和看病贵的问题，这说明在未来新一轮医疗卫生改革中，其方向是朝着“人人享有卫生保健”的目标迈进。但是，如何具体贯彻执行国务院文件精神，在社区卫生服务体系的建立和运营中，如何做到人人能够获得价廉物美的基本医疗服务，并使人们转变健康理念和就医观念，避免无论大病小病都去大医院的做法，充分利用社区卫生服务资源，逐步改善看病难和看病贵的现状，使医疗卫生资源配置尽可能达到最优，本书将围绕上述问题进行比较深入的讨论。

在实现公平可及和成本控制两大目标的同时，政府除了实施适当的干预和监督功能之外，还要承担必要的财政投入。但是，在不同的经济发展地区，政府投入的数额多少是不能凭空想象的。如果我们能够比较合理地测算出政府的资金投入，并给出可操作的方式和路径，将对新一轮的医疗卫生改革有借鉴意义。

第二节 全书的结构安排与创新之处

通过对国内外文献的分析，针对我国医疗卫生事业的现状，作者拟从福利经济学、健康经济学和公共物品理论的角度，研究我国实施社区医疗卫生服务的必要性和可行性，探讨如何通过理论模型的建立和资源的合理化配置，对政府参与我国医疗服务行业中公共物品和准公共物品的提供，以及在私人物品项目提供中，采用政府指导价格的方式，引导基本医疗服务的多种提供形式，充分发挥政府在社区卫生服务体系建设和监管中的作用，以期在新一轮的医疗卫生改革中，使全体国民在“人人享有卫生保健”的目标下，能够同时接受更低成本和更高效率的医疗卫生服务。

一、内容及其框架

全书主要包括以下六个部分：(1) 本书的理论基础；(2) 国外医疗保障制度和医疗服务提供方面的综合比较；(3) 我国医疗保障制度的演变和医疗服务提供的现状；(4) 综合医疗服务体系的理论模型及社区卫生服务体系的新型理论框架；(5) 社区卫生服务体系建设中财政投入的匡算方法与路径，特别注重其经济可行性研究；(6) 与社区卫生服务体系相关的问题研究，如双向转诊与成本控制问题、人力资源问题、监管问题等。主要研究思路和逻辑结构参见图 1-4。

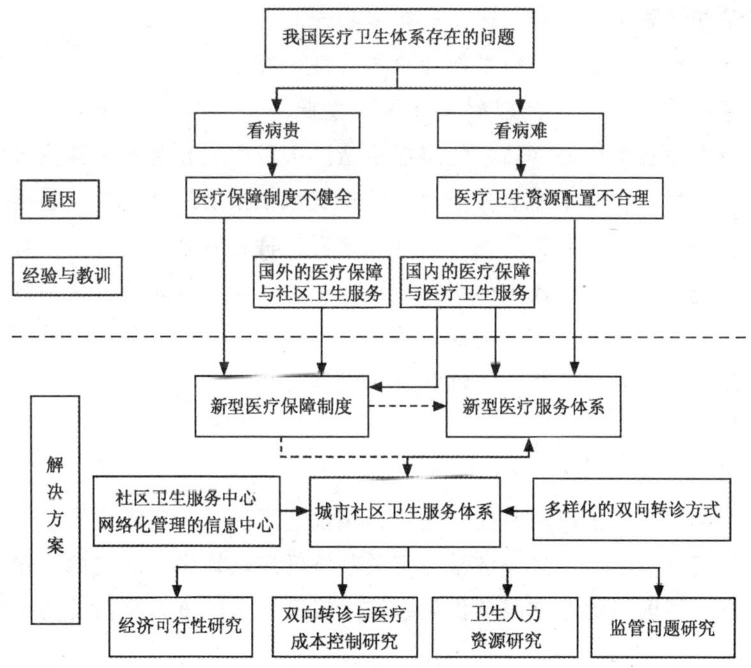

图 1-4 本书的研究思路和逻辑结构

同国外相比，我国开展健康经济学方面的研究历史不长，而且中外研究的侧重点目前还存在较大的差异，在资料搜集时遇到一定的困难。同时，国内在健康和医疗方面的概念及其表述比较混乱，对医疗卫生改革成果的评价也存在较大的分歧，需要整理其中的看法并归纳总结，以期对新一轮的医疗卫生改革有所帮助。

本书国内数据主要来自各个年度的《中国统计年鉴》、《中国卫生年鉴》和《中国卫生统计年鉴》、《北京市卫生工作统计资料（汇编)》等。其中，由于《中国卫生统计年鉴》的出版时间较短(2003 年开始出版)，有些数据与《中国统计年鉴》之间存在口径不统一、不同年鉴同一数据之间的差异（且没有说明）等方面的问题，给研究带来了比较大的困难。这些资料和数据的收集和整理，也是相当繁琐的工作，需要花很多功夫。

在社区卫生服务体系的经济可行性研究过程中，首先，必须根据区域卫生规划，合理配置社区卫生服务中心（站）的数量。其次，在对各个中心（站）的房屋租金、人员配置和基本仪器设备的成本核算中，除了需要考虑目前的现状和未来的发展之外，还要考虑各地区之间的差异。就目前情况来看，这种差异相当大，而且受到各地方政府财政收入的影响。故本书中对财政投入的资金测算只是粗略的，但是作为一项比较综合性的研究，作者认为在全书的阐述过程中，应保证其整体性和逻辑上的合理性。

二、特色与创新

本研究属于应用研究，主要运用福利经济学、健康经济学、公共部门经济学、信息经济学等有关经济学理论知识，研究如何建立适合中国国情的医疗服务提供系统，以及与实施该系统相关的主要问题。

医疗保障制度和医疗服务提供属于不同的概念，本书将其分为两个层次，进行国内外的文献研究及比较，分析并探讨如何解决可及、成本和质量这三个与健康经济学密切相关的问题。尽管健康经济学在国外已经有近半个世纪的研究历史，总的来说，它仍然是经济学领域的一个分支，没有绝对的理论创新。因此，本书将我国的新型医疗保障制度和医疗服务提供体系有机地结合起来，并以此为依据探讨如何构建和发展社区卫生服务体系，这是本书的特色与创新之处。

为了更好地围绕新型医疗保障制度提供医疗服务，本书提出应建立我国医疗服务体系的新型理论模型。其中，社区卫生服务中心（站）作为新型医疗卫生服务体系的守门人，承担着重要的成本控制角色。

基于此，本书又设计了社区卫生服务体系的理论模型，同时提出社区卫生服务中心应当成为网络化管理的基本医疗服务及信息管理中心，通过电子健康档案和电子病历，逐步实现社区卫生服务中心（站）之间，以及社区卫生服务机构与上级医疗机构之间的信息共享，提高医疗卫生服务的工作效率；同时提出必须实行多样化的双向转诊体系，通过社区卫生服务中心与上级综合医院或专科医院自行合作的方式，达到有效实行双向转诊的目的，并以此实现各级同类医疗机构之间的竞争，降低医疗成本，提高服务效率。

本书以北京市海淀区为例，从新型社区卫生服务体系的角度出发，研究了在大城市中建立社区卫生服务体系的经济可行性，提出了充分利用现有的医疗卫生资源，以尽可能少的资金投入，多快好省地发展社区卫生服务的思路。

第二章 本书的理论基础

第一节 福利经济学概述

生存与健康是最基本的人权，理想的医疗卫生体系应当通过合理的政策安排和科学的制度设计，确保国民的社会福利。

在医疗卫生领域，福利经济学进行了比较深入的研究。福利经济学以寻求“社会经济福利的最大化”为研究目标，对市场经济运行进行规范分析和评价。

与传统经济学不同，福利经济学主要研究以下三方面的问题：如何进行资源配置以提高效率，如何进行收入分配以实现公平，如何进行集体选择以增进社会福利。[①] 相比较而言，传统经济学更偏重于商业领域，着重于分析竞争制度中控制价格和人们收入的力量，不太关心收入分配的不平等问题。然而，现实中的收入分配不平等是极为突出的，应当引起人们的关注。经济学的中心任务应当研究如何增进社会福利，找出现行社会制度下财富分配所依据的原则，提出改进财富分配以消除不平等的办法等。[②]

如前所述，传统经济学关心效率和平等，且更强调前者。然而，经济学不应只是研究总产出水平，而且需要研究有关资源如何

---

① 李特尔（I. M. D. Little）：《福利经济学评述》，北京：商务印书馆 1965 年版，第 78 页。

② 霍布森：《帝国主义》，伦敦，1938 年版，第 86 页。

配置和财富分配的广泛程度，亦即不平等的程度。而平等与效率正是福利经济学研究的核心问题，也是福利经济学家们长期争论的焦点，至今没有统一答案。

一、平等与效率的含义

福利经济学所说的“效率”是指资源配置效率，它是指一个社会的资源配置达到这样一种状态，即不可能通过重新组织生产来使任何人境况变好而不使一个人的境况变坏。因此，在配置有效率的状态下，只有通过降低一个人的效用才能提高另一个人的效用。这种状态被称为帕累托最优（Pareto optimality）。所以，配置效率又叫作帕累托效率。帕累托最优意味着经济社会在既定的资源和技术条件下，为消费者提供了最大可能的各种商品组合。也就是说，配置效率点一定落在经济社会的生产可能性曲线上，而不可能落在这条曲线以内或以外的任何一点。配置效率的另一个定义是，在不使任何一个人境况变坏的条件下不可能使另一个人的境况变得更好。这样定义的配置效率点一定位于经济社会的效用可能性曲线上。这条曲线表示全体社会成员的最大可能的效用组合。

相对于效率概念而言，福利经济学家在对“平等”含义的把握上，观点并不一致。首先，“平等”在这里是指收入平等还是机会平等？其次，如果是指收入平等，那么什么样的收入分配才算平等，是人人都在国民收入中占有相等的一份算作平等呢，还是保持收入差距才叫平等？如果是后者，那么保持什么样的差距才算平等？再次，按照什么样的标准或原则来判定是平等还是不平等？由谁来制定这个标准或原则？制定的这个标准或原则本身是平等的吗？这样的问题还可以无穷地提问下去。这便是所谓的“平等悖论”（Paradox of equality）。

二、如何看待平等与效率

现代经济社会面临这样的两难选择：究竟是以效率为主要目标，还是以平等作为主要目标，抑或是两者并重？当效率和平等发生矛盾时，应当以效率优先，还是以平等优先？因此，上述问题变成这样一种选择：是把蛋糕做得尽可能大放在首位，还是重点考虑把蛋糕分配得平等一些？在这个问题上，福利经济学家主要分为三种观点：效率优先、平等优先和效率与平等兼顾。

（一）效率优先

哈耶克（F. A. Hayek）、弗里德曼（M. Friedman）等经济学家主张效率优先。他们反对把收入分配平等问题作为社会福利极大化的必要条件。他们认为，效率与自由是不可分割的。此处，“自由”是指自由经营、自由竞争和要素的自由转移，这种自由是市场机制正常运行从而实现资源配置效率的前提条件。如果追求平等牺牲了自由，必将破坏市场机制的正常运行，损害了效率，这样的平等是不可取的。

他们认为，平等只能通过自由竞争的市场机制来实现，而不能依靠立法和行政手段。因为依靠后一种方式实现的平等，是把一部分人多于“公平份额”的收入或财产给少于“公平份额”的那些人，这实际上是把一部分人的努力转移成为另一部分人的所得，这种做法本身就是不平等的。在他们看来，如果人们的所得是靠“平等”而不是靠他们的努力来决定，那么就不会有相关机制激励人们去生产这个蛋糕并努力把这个蛋糕做得更大。

所以，这些经济学家认为，真正的平等是机会平等，国家的作用在于保证私有财产的合法性和非排他性，保证人人拥有得到私有财产的平等机会，保证市场的自由竞争，从而促进经济效率的提高。

（二）平等优先

与主张效率优先的观点相反，劳尔斯（J.Rawle）、勒纳（A.P.Lerner）等人主张平等优先。劳尔斯主张实现一个根据社会契约组成的公正的理想社会，这个社会“使平等优先”。在这个社会里，目标是使境况最坏的那部分人福利最大化，公共政策只有在提高最穷的人群组的福利时，才应该被采纳和执行。他提出的这个模式又被称为“最大化最小效用”分配标准。

主张平等优先的经济学家大多主张国家干预经济生活，以矫正市场自发调节所产生的收入和财富分配的不平等。他们认为，如果不加干预，市场的自发作用不仅造成收入分配越来越不平等，而且资源也不可能得到有效率的配置。

（三）效率与平等兼顾

持有这种折衷观点的经济学家们试图找到一条既能保持市场机制优点，又能消除收入差距扩大的途径，使效率和平等可以同时增进。持这种观点的经济学家主要有萨缪尔森（Paul A. Samuelson）、阿瑟·奥肯（A. Oken）、布坎南（J. M. Buchanan）等。

萨缪尔森[①] 观点是，收入过度不平等不是一件好事，但收入完全平等也不是一件好事。他认为，如果没有政府干预，市场自发形成的收入分配有可能过分不平等而令人难以接受。但是市场的自动机制又可以实现资源配置效率。既要效率又要平等的途径是通过政府干预来修补市场机制这只看不见的手。他提供的改变收入分配不平等的措施包括：累进税，转移支付制度，政府通过食品券、医疗补贴、低价住房等形式向低收入者提供消费补贴。

奥肯在《平等与效率》[②] 一书中提出，效率和平等之间存在一种交替关系，关键在于经济社会如何在这两者之间求得妥协或协调。奥肯反对不平等主义，认为这些观点违背了美国《独立宣言》

① 萨缪尔森、诺德豪斯：《经济学》（英文第 13 版），1989 年版，第 46 页。

② 奥肯（王奔洲译）：《平等与效率》，北京：华夏出版社 1998 年版，第 30 页。

所宣布的人类平等，但又容忍不平等的存在。事实上，奥肯的观点并非指消除不平等，而是要在保留资本主义市场经济制度的前提下，通过政府适当干预来缓解这种不平等，以求在平等与效率之间达成妥协。他还认为，经济社会很难达到平等与效率之间的最优状态。因为大多数对平等和效率两方面进行再分配的措施，其后果通常是不确定和有争议的。奥肯认为，在平等名义下的再分配肯定会损害效率，但是如果减少不平等在道德意义上是好的，就值得为它付出一些代价。这里的困难之处在于：我们愿意在多大程度上牺牲效率以获得更大意义上的平等？这虽然不是本书讨论的核心问题，但确实与本书讨论的问题密切相关。

三、政府的责任

从福利经济学的角度来看，在平等与效率的问题上，政府能够解决的是平等问题。福利经济学家把平等分为机会平等和结果平等，认为前者比后者重要，这是符合经济与社会发展趋势的。因为结果平等是指在社会财富和收入分配上获得平等，但是在社会分工日益细化的今天，由于每个人的健康生来是不平等的，所以结果平等的先决条件已经不存在了。机会平等则不然，因为它是指人们在生活、自由和追求幸福的权利方面，具有与他人平等的选择机会。而在从事不同经济活动的过程中，同样具有平等的机会按照其贡献得到相应的报酬，并有平等的机会消费社会产品、积累私人财富和获得经济成就。显然，机会平等对于每个人来说，都是至关重要的。

一般而言，如果只强调收入和财富分配的平等，将抑制人们的积极性、创造性和冒险精神，也会抑制人们的潜能和个性，由此而造成机会不平等。而机会不平等是违背人性原则的。

在竞争的环境里，如何实现不同健康人群享受机会平等的福利待遇，已被所有国家证明：仅靠市场力量是根本无法实现的。在计划经济时代，由于人们曲解了社会主义社会中的平等概念，导致大锅饭和平均主义，显然是把平等理解成为结果平等。其实，即使是在那样的环境里，人们仍然没有得到真正的结果平等，反而把实现机会平等的思想意识破坏了。

改革开放之后，竞争意识被引入到经济发展之中，但又忽略了这样的事实：我们从来没有处在完全竞争的市场环境里，即使是在市场经济极为发达的西方国家。由于我国政府的职能转变远远落后于经济发展的速度，许多规章制度的存在对于经济发展的约束要么监管不足，要么行政过度。可怕的是，前者往往反映在政府该管的问题上，而后者则常常出现在政府原本可以放手的领域内。

如何看待政府在市场经济环境下的责任呢？一般认为，政府可以对市场经济施加一定的影响，并弥补市场经济中的不完善之处。从政府活动的性质来看，可以将其活动领域分为三大类，即对资源配置的干预、对收入分配的干预和对经济稳定的干预①。对于我国的医疗保障制度建设和医疗卫生服务提供，政府的责任可以通过适当地干预收入分配和资源配置加以落实，体现机会平等的基本原则，最终实现社会的整体和谐与稳步发展。

第二节　健康经济学概述

一、健康经济学的含义

健康经济学（Health Economics），可简单地描述为研究与健康问题有关的经济学。根据《不列颠百科全书》第七卷，“Health，健

① 马海涛、安秀梅主编：《公共财政概论》，北京：中国财政经济出版社 2003 年版，第 20 页。

康，人在体力、感情、智力和社交能力等方面可持续适应其所处环境的程度”。[①] 可以说，这是一个难以量化的笼统定义。一般而言，“健康情况良好可以定义为没有疾病，尤其是没有持续不愈的疾病；而健康情况不良可以定义为出现疾病”。[②] 事实上，健康不像疾病，后者往往是可认识的、可感知的和比较容易定义的。但是关于Health，却有一个不争的事实：每个人的健康是生而不平等的。

1947年，世界卫生组织提出“健康（Health）不仅是没有疾病和病痛，而且是个体在身体上、精神上、社会上完美的状态”。[③] 同时，还提出衡量一个人是否健康的十个准则，它不仅涉及到人的生理，而且涉及到社会道德，并明确指出生理健康、心理健康和道德健康构成健康的整体概念。

Health通常被译为“健康状况或健康”，[④] 或者“兴旺”，[⑤] 没有“卫生”的译法。但是在中国，World Health Organization被译为“世界卫生组织”，而Ministry of Health称为“卫生部”，所以很多文献将Health Economics翻译成“卫生经济学”。依笔者之见，把Health Economics译为“健康经济学”似乎更为妥当。需要说明的是，由于本书引用和参考了许多文献，为了尊重原作者的表达，在文中除了把Health Economics统一称为“健康经济学”的前提下，其他情况将根据国情和约定俗成的表达方式，混用“卫生”或者“健康”。

健康经济学家维克多·F·福克斯（Victor R. Fuchs）曾对健康经

① 《不列颠百科全书国际中文版》，北京：中国大百科全书出版社1999年版，第51页。

② 《不列颠百科全书国际中文版》，北京：中国大百科全书出版社1999年版，第51页。

③ 乌日图：《医疗保障制度国际比较》，北京：化学工业出版社2003年版，第5页。

④ 《牛津中阶英汉双解词典》，北京：商务印书馆2003年版，第436页。

⑤ 《新英汉词典》，上海：上海译文出版社1990年版，第579页。

济学给出如下解释："健康经济学主要从传统经济学的四个领域汲取营养，即筹资与保险、产业组织、劳动和公共财政。很多有用的结果虽然仅仅是援引了基本的经济学概念，但却要求详尽的卫生技术和医疗体制的知识。以政策为导向的研究在健康经济中扮演了重要的角色，许多涉及到政策的重要文章都发表在供医生和其他卫生专业人员阅读的杂志上"。①

健康和医疗保健已经成为人们社会生活中关乎经济和社会发展的重要议题。随着社会的进步，医疗卫生的重要性与日俱增。其实，研究健康和医疗保健问题有很多维度。就历史的沿革来讲，人们一直比较重视健康方面的伦理问题，强调救死扶伤，这一点固然重要。但我们绝不能忽视健康和医疗保健中的经济问题。事实上，资源是有限的，而人们对医疗卫生服务的需求是无限多样的，这是极为现实的问题。因此，学习和研究医疗卫生服务过程中的经济问题，探索其客观经济规律，结合各国国情寻求解决问题的理论、方法、政策和措施等，早已成为世界各国面临的问题。健康经济学也就是在这样的背景下产生与发展起来的。

二、国外健康经济学的发展

17 世纪中叶，美国古典经济学家威廉·配第（William Petty）是迄今为止被认为最早进行健康经济研究的先驱者，其后比较有名的则是 19 世纪英国的爱德温·查特维克②（Edwin Chadwick）。

作为著名的经济学家和统计学家，威廉·配第试图计量人的生命价值。他认为，一个人的生命价值应根据这个人对生产的贡献来评价。在这种思想指导下，他计算了拯救生命的支出，并认为这些

---

① Victor R. Fuchs (b), Economic Aspects of Health, Chicago: Chicago Press, 1982: 12 - 15.

② 杜乐勋："西方卫生经济学漫谈（一）"，《中国卫生经济》1988 年第 2 期。

支出是一种很好的投资，因为效益大于成本。1667 年，威廉·配第在伦敦发现用于防治瘟疫的公共卫生费用取得了 84:1 的效益费用率。之后，威廉·法尔（William Farr）在统计学会杂志（1853 年）以及在他关于生命统计的著作中，计算了人的生命的经济价值。

爱德温·查特维克在 19 世纪前半叶对公共卫生法案有一定的影响。他认为经济学家在研究经济学的时候，应该将对人的投资看成是对资本的投资，也是对生产力的投资。查特维克认为，改善健康条件是一项很好的投资，预防疾病带来的效益大于建设医院用于治疗这些疾病所带来的效益。此后，又有不少人谈到与健康有关的经济问题，如欧文·费歇（Irving Fisher）等。

早期研究医疗卫生领域经济问题的人，将他们研究的题目称为医疗经济学（Medical Economics），其主要内容包括搜集关于医院财务、效率和保险，以及医疗服务企业化的问题等，其时，健康经济学尚未被视为独立的学科。

健康经济学作为经济学分支学科的产生与发展，大约是 20 世纪 50 年代以后的事情。当时，随着社会经济的发展和日益增多的与健康有关的经济问题，许多经济学家开始应用经济学原理与方法研究医疗卫生领域的相关问题。

1951 年，美国经济学会收录了六篇讨论健康经济学问题的文章，开创了美国在健康经济学领域进行系统研究的先河。这些论文的作者，如金斯博格（E. Ginzberg）、哥德曼（F. Goldmann）、克拉曼（H. E. Klarman）、哈里斯（S. E. Harris）、库尔普（C. A. Kulp）和罗森博格（J. Rosenberg）等，后来被视为美国第一代健康经济学家。著名的瑞典学派代表人物之一、制度经济学家、诺贝尔经济学奖获得者缪尔达尔（G. Myrdal）被认为是世界上非常重要的健康经济学家，他在《世界卫生组织记事》上发表的《健康经济问题》一文，被称为健康经济学的经典文献之一。

20 世纪 60 年代，健康经济学得到显著的发展。1962 年和 1968

年，美国先后两次召开健康经济学专业的学术讨论会；1968 年 6 月，世界卫生组织在莫斯科主持召开了第一次世界性的健康经济学讨论会，并发表了题为《健康与疾病的经济学》的会议纪要。这三次会议使得健康经济学作为一门独立的学科登上了学术论坛，同时标志着健康经济学的形成。

也是从 20 世纪 60 年代开始，英国健康经济学家阿贝尔·史密斯（Abel Smith）在世界卫生组织的支持下从事卫生部门筹资与支出，即卫生费用的研究。首先，他从经济上明确卫生费用的定义，将卫生费用划分为投资性费用和经常性费用，又按照费用的来源将卫生费用划分为直接支付部分和间接支付部分。其次，他还从医学上划分卫生费用，将其分为医疗费用、公共卫生费用、培养费用和研究费用等。阿贝尔·史密斯比较分析了 33 个国家的卫生费用，并将其研究结果分别刊登在世界卫生组织出版的《公共卫生报告》1963 年第 17 期和 1967 年第 32 期上。

美国健康经济学家赖斯（D. P. Rice）在 1966 年发表了《计算疾病成本》的文章，并于 1967 年发表了与柯柏（B. S. Cooper）合作的《人类生命的经济价值》。这两篇著作系统地总结了计算疾病经济负担的人力资本计算方法。

在其后的 20 多年时间里，健康经济学在医疗卫生领域的诸多方面取得了丰硕的研究成果。1993 年 11 月，在世界卫生组织总干事的倡导下，世界卫生组织成立了健康经济特别工作组，目标是促进会员国在制定和执行卫生政策的过程中更多地应用健康经济学。

1996 年 5 月，在加拿大温哥华召开了第一届国际健康经济学会（International Health Economics Association，IHEA）大会。会议就健康及医疗保健筹资、卫生保健的含义、卫生服务提供者、支付者和消费者的激励机制、医疗保健改革的总效果等问题进行探讨，内容涉及到健康经济学领域的诸多方面。中国卫生经济学会也组团参加了这次大会。至此，健康经济学已经发展成为一门日臻成熟的经济学分支学科。

三、国内外健康经济学的研究领域

在健康经济学半个多世纪的研究中，由于各国的经济发展速度和背景存在较大差异，因此中外健康经济学的研究领域也不尽相同。我们可以从以下介绍中，了解健康经济学在国内外研究的侧重点，并说明本书所依据的理论基础。根据国外的研究结果，可以归类为以下几大方面：

（一）国外健康经济学的研究领域

1. 卫生总费用（National Health Account）研究

亦称国民卫生账户，注重研究一个国家在医疗卫生服务方面的总投入及其构成，占国民生产或国内生产总值的比重及其变动趋势。研究卫生费用在不同国家和地区之间、各个阶层之间的差异；研究卫生投入的公平性及其健康效果等，它所反映的是世界各国在卫生投入和人民在接受卫生服务上的总体情况。对投入不足、不公平、资源配置不合理等现象寻找相应的解决办法和对策。

2. 健康保险（Health insurance）研究

许多国家都有各自的健康保障制度，大致分成国家卫生服务制度、全民健康保险制度、社会健康保险制度以及私人健康保险制度等。各种健康保险制度都有其优点和劣势，但各国所面临的共同问题就是有限的健康筹资与医疗费用增长过快的矛盾，以及如何保障基本医疗和基本卫生服务等方面的问题。近年来，许多国家也将贫困人群的基本医疗和保健服务，放在非常重要的位置加以研究和解决。

3. 医疗服务内部市场（Internal market）研究

如前所述，资源分配通常采用两种方式：要么通过市场，要么通过政府。后者分配资源时注重公平，但存在两个缺点：一是缺乏激励机制；二是服务效率较低。通过市场对资源进行分配时，效率相对较高，但公平性差。西方健康经济学家提出，在政府配置资源的制度下，建立“内部市场”，即把市场化能够解决效率问题的激励机制，引入到政府配置的医疗保健市场中来，从而达到公平和效率的有机统一。

4. 医疗服务的投入与产出（Input/Output）研究

20世纪70年代以前，衡量医疗服务的投入与产出主要采用成本效益（或效果）分析方法，如采用发病率或死亡率降低等卫生服务效果的指标，或者卫生费用节约、疾病经济负担减轻、社会经济损失减少等经济效益指标。20世纪80年代以来，成本效用分析方法得到较快的发展，它不只用来研究生存的时间，而且研究生存的质量。主要采用的指标为质量调整生命年（Quality Adjusted Life Years，QALYs）和伤残调整生命年（Disability Adjusted Life Years，DALYs）。

5. 健康服务需要、需求与卫生资源配置研究

这部分研究主要关注健康服务需要（Need）和需求（Demand）及其价格弹性，相关的影响因素特别是需求与需要之间的关系等问题。需求是由个人支付能力和支付意愿决定的。对不同商品与服务，需要和需求是两个完全不同的影响因素。对一般商品，主要取决于支付意愿；但对于奢侈品，支付能力将起决定作用。健康保健的需求也受到支付能力和支付意愿的影响。在人们享有医疗保障制度的前提下，人们的支付能力和支付意愿的影响降到最低，需求不再是合适的资源分配的尺度，需要成为比需求更为重要的概念。考虑到医疗卫生资源的有限性，西方学者认为必须确定人的健康服务之必需。所以，根据健康服务的需要还是需求配置医疗卫生资源，始终成为健康经济学研究的最根本的问题。一般认为，应根据公共物品、准公共物品和私人物品进行卫生服务分类，并兼顾卫生服务的需求和需要，根据卫生事业现状和发展目标，进行区域卫生规划和卫生资源配置。

（二）国内健康经济学的研究领域

相对于西方健康经济学研究来说，我国在这方面的起步比较晚。20世纪80年代早期，国内部分经济学者和医学院校的专家、学者，卫生行政和医疗卫生机构管理部门的相关人员，结合我国卫生改革和发展的实际，从健康经济学的角度进行理论和实践方面的研究与探讨。随着何鸿明、杜乐勋主编的《卫生经济学原理与方法》，何鸿明、周采铭主编的《卫生经济学》，以及江苏省医学情报研究所王松年等翻译的《卫生保健经济学》（Paul J. Feldstein, Health Care Economics）等著作的出版，加上一些医学院校开设了卫生经济学课程，到20世纪80年代中期，健康经济学作为经济学的分支学科已在我国初步形成。到目前为止，我国健康经济学的研究领域主要集中在以下几个方面：

1. 关于我国卫生事业性质的研究

健康经济学应用于我国卫生事业性质的研究，经历了从福利事业到生产性的福利事业，到公益性的福利事业，最后到目前政府实行一定福利政策的公益性事业等相对比较长期的研究过程。近期的健康经济学研究明确了卫生服务在市场经济中的特殊性质，认为必须从合理区分公共物品、准公共物品和私人物品的角度出发，进行相应的研究。我国的卫生事业性质应该是政府实行基本福利政策的公益性事业。

2. 关于卫生服务中市场与政府作用的研究

经过一轮不太成功的医疗卫生改革，政府也逐步认识到卫生事业的发展要与市场经济的发展相适应。越来越多的人认为单纯依靠市场机制，非但不能实现卫生资源的合理配置，甚至可能导致社会的不和谐。这是与中央关于构建和谐社会的发展目标相违背的，因此应当充分发挥政府对卫生资源合理配置的宏观调节作用，在利用卫生经济政策和经济杠杆有效发挥市场机制的同时，限制与克服市场机制的消极因素，实现医疗卫生资源的合理配置。

3. 关于医疗保障制度的研究

医疗保障制度的筹资、支付与费用控制，始终是健康经济学研究的重大热点问题。我国目前仍在实行的几种医疗保障制度，并未覆盖到全体国民，特别是对于农村人口和城市非正规就业人口、低保人口和未纳入医疗保障体系的其他城市人口，如何逐步建立“广覆盖、低成本”的惠及全体国民的新型医疗保障系统，是政府有关部门正在进行商讨和急待解决的问题。

4. 关于区域卫生规划的理论与实践研究

健康经济研究从理论到实践论证了在社会主义市场经济条件下，政府对卫生发展实行有计划宏观指导和调控的必要性，以及对卫生领域市场失灵情况下的基本卫生经济政策和如何制订与实施区域卫生发展规划，提出了理论、方法和原则，并进行了大量的研究。

5. 关于卫生筹资的研究

政府在调控医疗服务市场上需方的卫生筹资，以及在组织有调控的内部医疗市场和组织需方卫生筹资方面负有重要的责任。通过研究，明确了组织社区保健、社区卫生筹资对组织有调控的内部医疗市场，以及在组织需方卫生筹资方面可以发挥重要的作用。

6. 关于政府职能转变的研究

在由计划经济体制向社会主义市场经济体制转变的过程中，客观上也要求政府职能发生相应的转变。在卫生服务领域，由于卫生服务的公益性质和卫生服务领域的市场失灵特点，政府仍需从供方支持卫生服务提供者。但是，对于医疗卫生服务提供者的财政支持重点，将逐步从直接以供方补贴为主向以需方补贴为主进行转变。

除了上述六个方面的研究以外，我国健康经济学研究还包括对卫生服务提供者的行为规范的研究，以及健康经济学科与师资队伍建设方面的研究。但是，那些都不在本书讨论的范围之内，因此，不再赘述。

第三节　公共物品理论概述

在关于我国卫生事业性质的研究中，贯穿始终的问题是：我们所提供的医疗卫生服务，究竟应当属于公共物品，还是准公共物品或者私人物品。从我国近期的健康经济学研究来看，比较明确的观点是医疗卫生服务在我国目前的社会主义市场经济初级阶段，应当具有比较特殊的性质。越来越多的观点认为，我国的医疗卫生事业应该属于政府实行基本福利政策的公益性事业，但是必须区分出我们所提供的哪些医疗卫生服务具有公共物品的特性。

为了进行这种区分，首先要清楚什么是公共物品、准公共物品和私人物品，然后再对医疗卫生服务做进一步的划分。

一、公共物品、准公共物品和私人物品

1739 年，著名的苏格兰哲学家休谟(David Hume)在《人性论》一书中提出了公共物品的概念，并认为公共物品是指那些不会对任何人产生突出的利益，但对整个社会来讲则是必不可少的物品。① 因此，公共物品的生产必须通过集体行动（collective action）来实现，按照通俗的说法就是大家的事情大家办。后来，陆续有许多专家学者对公共物品给出各自的解释和说明，然而，对公共物品作出比较准确定义的则是萨缪尔森。他在 1954 年发表的《公共支出的纯理论》一文中，给出了公共物品的严格定义：公共物品是指那种任何人对它的消费都不会导致其他人对该物品消费减少的物品②。

---

① 休谟(1739):《人性论》(下册)(中译本),北京:商务印书馆 1980 年版,第 27 页。

② Paul A. Samuelson, The Pure Theory of Public Expenditure. Review of Economics and Statistics. 1954, 36 (November): 387 - 398.

作为一个经济学概念，“公共物品”的核心特征就是“非竞争性”和“非排他性”①。非竞争性是指一个消费者消费该产品并不会减少其他人的消费；而非排他性是指要把一个消费者排除在该种产品的消费之外要么不可能，要么成本太高。

一般认为，公共物品是市场失灵的典型例子之一。从制度设计的角度看，某些公共服务具有公共物品的性质，其意义在于，提供这些服务的成本不可能通过向消费者收费加以弥补，因此不得不由国家付费或者依靠民间捐赠加以实现。如果指望公共物品的提供者通过向用户收费来收回成本，其最终结果必将导致公共服务供应的不足。2003 年“非典”初期的蔓延已经给予我们足够深刻的教训，因为防治“非典”就是具有典型公共物品性质的公共服务，幸好政府及时介入并发挥其在公共物品供应中的作用，才避免了更大的经济和政治损失。

需要指出的是，在不同的经济发展阶段、不同的国家乃至不同的社会文化背景下，公共物品具有不同的范围、规模及形态②。现实生活中的纯公共物品很少，许多产品的性质也并不像理论描述得那样泾渭分明，有些产品或者只具有非竞争性，或者只具有非排他性，这些产品在一定程度上兼具公共物品和私人物品的特性，通常被称为准公共物品。

二、医疗卫生服务的特性

医疗卫生服务既可作为商品进入市场，通过等价交换提供给消费者；也可以福利形式分配给社会全体成员。从卫生服务消费的角度看，医疗卫生服务可以算作无形的“产品”，因此，根据公共物

① ［美］斯蒂格利茨：《经济学》（第二版），北京：中国人民大学出版社 2000 年版，第 140 页。

② 李肇川：“对公共产品问题的几点认识”，《学习论坛》1999 年第 10 期，第 18－19 页。

品理论加以说明。

公共物品：在医疗卫生领域，大多数公共卫生项目都是公共物品，比如空气和水污染的控制以及疾病传播生物媒介的控制等。对于注重资本投入与收益回报的私人部门来说，他们很难也不愿主动参与公共卫生服务产品的提供。对于卫生防疫、健康教育等具有明显正外部效应，以及其他无法通过市场实现最优配置的卫生服务项目，需要以政府干预和投入的非市场方式解决其供求均衡问题。政府提供公共卫生服务的过程，与防范、化解和降低公共健康风险的过程是内在统一的。因此，公共卫生服务的提供和管理是政府应该担负的责任。

私人物品：主要指医疗服务和药品供应等，因为这种服务通常关系到个人的健康或生存。该类卫生服务具有排他性，而且一般不具有外部效应或不具有直接的外部性。但是，医疗服务也是需要细分的，尽管每个人的健康状况存在很大差异。我们将把医疗服务分为基本医疗和非基本医疗。具体内容参见第五章第二节。

准公共物品：介于上述两种物品之间的物品。在医疗卫生服务中，准公共物品一般又分为两大类①：一类是指消费这些产品时所产生的社会收益大于私人收益，例如计划生育和许多初级卫生保健项目；另一类是具有明显外部效应的服务或产品，如免疫接种或性传播疾病的控制，因为可以切断传播途径，使没有消费该类服务的人群受益。当然，对于作为准公共物品的医疗卫生服务，还有第三种情况，即具有显著的跨人群效用价值的服务或产品，例如对弱势群体提供的基本卫生服务，对严重创伤病人提供的急诊服务等。倘若政府能在这方面进行必要的投入，应不会再出现急诊病人因为交不起费而病死在医院走廊的情形。

---

① 毛正中、胡德伟编著：《卫生经济学》，北京：中国统计出版社2004年版，第26页。

相对于私人物品而言，公共物品是社会最基本和最重要的公共资源，其绝对量大，范围相对稳定，个人无力提供也不愿购买；并且公共物品最容易出现“搭便车”现象，所以私人部门一般不愿主动提供，必须由政府出资完成。准公共物品就其性质来说，或多或少具有一些公共物品的特征，因此若完全让市场来提供也将是缺乏效率的。然而，由于准公共物品还具有私人物品的特性，因此在消费过程中也存在一定的排他性，其费用同样不能完全由政府支付，需要受益者承担其中的一部分。当然，医疗卫生服务自身的特点使得它虽然在一定程度上具有排他性和竞争性，但某些医疗服务兼具明显的外部效应，也需要政府在一定程度上干预该类服务。

概括地讲，医疗卫生服务具有以下五种特性：

（一）价格机制的局限性

医疗卫生服务是无形产品，且消费者存在个体差异，造成同类医疗服务提供存在异质性和对比上的困难。因此，医疗服务价格不可能通过充分的竞争形成。而且，许多医疗卫生服务的价格是由国家严格控制的，不可能像一般商品那样完全由市场机制调节。特别是基本医疗和急救项目，价格机制的作用更加有限，因为这些服务的价格弹性较小，价格变化对需求的影响也很小。

（二）供求机制的局限性

由于存在医生诱导需求和创造需求的可能性，医疗服务提供的变化一般不会引起价格的变动。同时，消费者因为缺少医疗知识，与医生之间处在信息不对称状态，需求方很难对供给方的服务价格进行评价。最后，医疗卫生服务市场受到职业准入制度的限制，也使得竞争很难实现。

（三）供给者不能以利润最大化作为经营的惟一或最高目标

按照市场经济理论，商品供给者最重要的目标之一是追求利润最大化，而医疗卫生服务的供给者在考虑经济效益的同时，还要考虑社会效益。因此，即使是营利性医疗机构也不应把赚钱放在首位。

(四) 医疗卫生服务市场中经济主体的特殊性

医疗卫生服务市场形成初期，其经济主体主要由卖方（医疗机构）和买方（患者）构成。随着社会经济的发展，医疗卫生服务市场又形成新的三方交易关系，即医疗供应机构——医疗保险机构——患者。原本供需双方直接的商品交换，变成必须通过医疗保险机构进行的间接的并且是三方的商品交换活动。在医疗保险制度中，医疗价格的变动对供需双方的调节同样不灵敏。特别是医疗的消费者对价格变化反应迟钝，医疗保险使得价格对消费者的约束变弱。

(五) 政府干预也可能导致失灵

医疗卫生服务领域大多有政府参与而且干涉程度较高，这种干预起因于医疗卫生服务的市场失灵，但是如果处理不当，同样可能导致政府干预失灵。

三、政府干预医疗卫生服务市场的经济学依据

政府在医疗卫生服务市场中扮演着一定的角色，如政府将财政预算用于医疗服务部门；政府期望参与到医疗卫生服务提供和医疗卫生服务筹资活动中；政府对医疗卫生产业制定相应的规范；政府在诸如建立全民医疗保险制度、控制医疗卫生费用过快上涨、提高居民的医疗卫生服务可及性和医学教育与研究等相关问题中，始终占据着重要位置。

如前所述，由于医疗卫生服务市场自身的特点，它本身不能自动实现资源的有效配置，存在市场失灵，从而证明政府干预的必要性。一般而言，政府干预医疗卫生服务市场，有以下几方面的原因：

(一) 控制提供者的垄断力量

在医疗服务市场中，部分医疗卫生服务提供者具有垄断力量

(monopoly power) 是导致该市场失灵的重要原因。当这类垄断力量（医院、开业医师）追求利润最大化时，将按照边际收益（Marginal Revenue，MR）等于边际成本（Marginal Cost，MC）的水平提供医疗卫生服务。由于边际收益线位于需求曲线的下方，故垄断方的要价会大于生产的边际成本。价格与边际成本的这种差距导致了社会的福利损失。图 2－1 反映出由垄断供给者引致的福利损失。

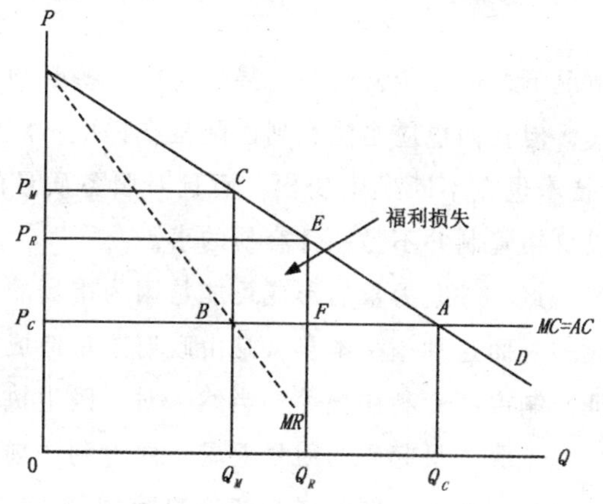

图 2－1　垄断的福利损失

在一个竞争性产业中，竞争价格和产量分别是 P_C 和 Q_C，长期来看，竞争价格 P_C 也是这个产业的平均成本（AC）和边际成本（MC）。当这个产业形成垄断之后，需求和成本没有变化，追求利益最大的产出水平就是 Q_M，因为这时的边际成本 MC 等于边际收益 MR。此时，垄断价格 P_M 高于竞争均衡价格 P_C，福利损失为三角形 ABC 的面积。

在部分医疗卫生服务市场及专利药品市场中，存在着提供者的垄断力量，而且这种情况的存在，一定会引起福利损失，因此需要政府干预。

如果没有政府失灵，理论上讲，政府的价格管制可以减少由垄断引起的福利损失。如果政府将价格的最高限额定为 P_R，一直到

产量 Q_R，垄断生产者的边际收益都是常数。但是在这个阶段，供给方的边际收益均大于其边际成本，故它至少会提供数量为 Q_R 的产品。当产量超过 Q_R 时，由于垄断厂商必须降价吸引更多的消费者，其边际收益会按通常的边际收益曲线 MR 变化，故边际收益将会变得低于边际成本，最终变为负值。因此，供给者利润最大化的产量为 Q_R。这时，福利损失从三角形 ABC 的面积减少为三角形 AEF 的面积。

在这种情况下，虽然价格管制是降低价格、垄断利润和福利损失的有效工具，但我们也应当注意到医院是在提供不同的服务（产品），需求和技术也在不断发生变化，而且对服务质量的监督也非常困难，所以价格管制并不是一件容易的事。

还要注意一点，垄断力量的形成可能是因为市场的进入壁垒和竞争壁垒造成的，而这种壁垒本身又是由政府干预造成的，如行医执照（许可证）制度和专利法规等。当然，对于医生执照的要求是为了保证医疗卫生服务最起码的质量要求，而专利法规是为了促进革新和发明，但它们确实又同时成为竞争的壁垒。

不能忽视的问题是，垄断力量有时是难以避免的，而且未必能带来超额利润。如在一个不大的市场范围内，医疗卫生服务的需求只能让一家医院生存，从而得到足以弥补成本的收入。如果需求减少而医院又无法得到额外的补贴，那么连仅有的一家医院也可能难以为继。当然，这种比较极端的例子通常出现在偏远地区。

（二）外部性

除垄断力量外，医疗卫生服务的重要特征还包括外部性。所谓外部性是指生产或消费一种产品或服务时对第三方产生的影响，这种影响可能是正面的，也可能是负面的，但却不要求第三方支付或对第三方进行补偿。因此，具有外部性的产品，其外部性在价格中难以得到反映。

在分析具有外部性产品的生产与消费时，要区分边际私人成本

（Marginal Private Cost，MPC）和边际社会成本（Marginal Social Cost，MSC），以及边际私人收益（Marginal Private Benefit，MPB）和边际社会收益（Marginal Social Benefit，MSB）。

其中，边际社会成本等于所有边际私人成本之和加上负外部性所引起的边际外部成本（Marginal External Cost，MEC），即 MSC = MPC + MEC；而边际社会收益则等于所有边际私人收益之和加上正外部性所带来的边际外部收益（Marginal External Benefit，MEB），即 MSB = MPB + MEB。

在自由竞争市场中，竞争的力量使得价格达到边际私人成本的水平，而社会有效性要求边际社会成本等于边际社会收益。当一种产品或服务存在负外部性的时候（如传染病），它所带来的边际外部成本使得边际社会成本大于边际私人成本，相对于社会有效性的数量，自由竞争市场往往过度生产这种产品或服务，市场价格难以反映出其外部成本。而当一种产品或服务存在正外部性时，边际社会收益大于边际私人收益，则自由竞争市场中将出现对该产品或服务的供给不足。

最典型的例子莫过于接种免疫。购买并接种疫苗的消费者既可以减少自己患病的机会，也能使社区内的其他成员尽可能减少被传染的机会，从而获得了正外部性。在自由竞争的市场里，对于存在正外部收益的产品或服务，往往出现供给不足的现象。例如购买并接种疫苗的消费者，主要考虑个人从疫苗接种中可能获得的好处，而不会过多考虑将给社区带来什么样的外部收益。接种疫苗的社会总收益，应该等于私人收益加上（正）外部收益。由于需求只反映出个人的收益，所以它会低估社会的收益，从而对市场发出错误的信号，使得市场的产出低于原本可以使社会净收益最大化的相应产出水平，这种经济上的无效性就是市场失灵。

事实上，许多医疗卫生服务都具有明显的正外部性，政府应该提供或激励提供具有正外部性的医疗卫生服务。

（三）政府干预的其他依据

政府的重要责任之一是通过相关的宏观经济政策保证社会经济的稳定。国家的货币政策和财政政策，通过调整税收和利率等，均可能对国家医疗卫生项目以及医疗卫生消费的支出产生影响。

政府的另一个作用是促进公益品的消费。所谓公益品是指不管人们是否喜欢，但是对人们都有好处的产品或服务。在多数情况下，个体未必能够意识到什么对他们最有利，但通过政府的公共政策，可以鼓励对人们公益品的消费，如驾驶汽车时应系安全带、控制在公共场所吸烟、禁毒等，都属于公益品的范畴。

由于市场是不完整的，因此在某些情况下，须由政府发挥作用。私人市场不能满足业已存在的需求，比如病人罹患癌症或艾滋病时，无论他们愿意支付多少保险费，也无法购买医疗保险。在这个不完整的保险市场里，政府应当发挥作用，填补那些空白，以满足那部分人对产品或服务的需求。

四、政府有效供给公共物品的制度安排

在公共物品的供给方面，提供（Provision）和生产（Production）是有区别的。在私人物品市场上，一般来说由私人部门提供和生产；但在公共物品“市场上”，要么是政府建立企业，实行“政府生产”；要么是间接生产，我们称之为“政府提供”，其实质是政府购买产品或服务。

所谓提供是指通过集体机制对公共物品的提供者、数量与质量、生产与融资方式、管制方式等问题做出决策。而生产是指实现投入与产出的更加偏重于技术的过程，需要制造出产品或者具体的服务。政府可以是公共物品的提供者，但不一定成为公共物品的生产者。当政府提供公共物品时，它有权决定公共物品的生产方式，即垄断或竞争。政府既可以自己进行生产或指定企业进行垄断性的生产，也可以通过招标或订立合同等带有竞争性质的方式来生产。

一般而言，公共物品的提供形式应根据公共物品的性质不同而有所变化。

（一）政府应否提供公共物品

解决我国公共物品的供给问题，从总体上看，应缩小政府提供公共物品的范围，将所有生产私人物品的公共部门转变为民营部门，将可以市场化的准公共物品转到市场部门进行生产供应，政府部门只生产纯公共物品，并在政府组织和非政府组织之间形成合作与竞争关系，这是一项根本性的改革措施。进行这种划分的原因有以下几点：

1. 政府能力是有限的

随着经济的发展和政府对经济进行管制和调节的制度变迁以及政府财政收入的增长，政府能力呈现出上升趋势，政府提供公共物品的能力也在相应地增长，政府提供公共物品的数量和范围比过去都要大得多，尽管政府能力呈增长的趋势，但在任何时候，政府的能力都是有限的，不可能出现万能政府，政府能力是社会生产能力的组成部分并受社会生产能力的增长限制，而在任何时期社会生产能力都是有限的。因此政府的能力也不可能是无限的，有限的政府能力不可能提供社会所需要的所有公共物品。在现实中，政府能力的有限性反映在其财政收入规模的有限性方面，政府的财政收入规模限制了其提供公共物品的能力。

2. 公共物品与私人物品在资源分配中存在竞争关系

无论是公共物品还是私人物品，其供应都需要投入经济资源，私人物品与多数公共物品的生产能力都反映出经济资源投入的组合与结果。而在任何时期资源都是有限的，用于公共物品的资源多了，用于私人物品的资源必然减少；反之，亦然。如果政府将所有的公共物品都纳入其提供的范围之内，必然会挤占用于私人物品的经济资源，并由此导致私人物品的供应不足，即在满足一部分消费者福利的同时，可能损失其他消费者的福利。

3. 公营部门的低效率使得政府不可能提供所有公共物品

如果政府提供所有的公共物品，不仅需要投入极大的经济资源，而且无法消除导致供应效率低下的诱因。政府提供范围的无限性，也将导致管理层次增多、管理程序复杂、监督成本高昂或监督机制缺乏，最终导致政府失灵；同时，如果政府提供所有公共物品，也难以避免消费者对公共物品的浪费或低效率使用。

4. 政府提供公共物品的范围不明确是许多经济和社会问题产生的原因

一方面许多公共物品本不应由政府承担供给责任，但由于缺乏明确的界定，人们便形成一种思维定势：凡是公共物品都应由政府承担供给责任。事实是由于政府力所不及，容易造成许多公共物品提供的不足。另一方面许多本应由政府承担供给责任的公共物品，政府又未能很好地履行供给责任。上述两种情况所反映的都是供给范围不明确所带来的负面影响，应当引起我们的重视。

（二）政府提供公共物品的形式

公共物品的特性使得政府提供公共物品具备一定的优越性，但是技术和知识的进步、环境与制度的变迁以及个人利益实现形式的多样化，导致某些公共物品的属性随着社会变化而发生变化，逐渐转变为准公共物品或私人物品。当然，另有一些私人物品或准公共物品在某些特定的历史时期，或者经过不同国家或地区的实践，被证明其作为公共物品加以提供既能够实现公平，又能达得到更高的效率。从我国目前的情况看，医疗卫生服务恰好具备这样的特点，即政府需要在公共卫生和基本医疗服务方面，采用更加合理的供给方式，向全体国民提供公平可及，而且高效优质的医疗卫生服务。

在医疗卫生服务领域，政府供给通常采用以下两种形式加以实现。

1. 税收或补贴

对具有正外部性的产品或服务，政府应给予补贴。如果这种产品或服务的供给是完全弹性的或者需求是无弹性的，那么，政府对这种产品或服务的补贴数量，就是消费者减少支付的数量。如果供给曲线的斜率大于0，则消费者支付的价格降幅将小于政府补贴的数量，此时，连同政府补贴在内的生产者接受价格会高于补贴前的价格，消费者和生产者能够共享政府补贴的好处。长远来看，竞争市场的供给弹性很高，因此，在完全竞争市场上，政府补贴带来的好处主要落实在需求方。

为了实现有效性，决策者必须准确估计具有外部性的产品价格及相应的需求弹性和供给弹性。当然，除非正外部收益足够大，否则政府不宜采用补贴方式矫正其外部性，因为管理成本同样很高，而且参数估计极为困难。

对于具有正外部性的产品或服务，既可以采用对消费这种产品或服务的人给予补贴的方式，也可以对本应消费但却不去消费（如接种疫苗）的人额外征税，从而刺激人们消费。但是，对于后一种方式的管理成本可能很高，因为要监督和确认这样的人是非常复杂和困难的。

对于具有负外部性的产品或服务（如吸烟），可以通过提高税赋水平从而提高享受成本的方式达到减少消费的目的。当然，也可以给不吸烟的人补贴，使得吸烟者面临有效价格上升的态势，从而减少人们吸烟的欲望。这种情况也将面临同样的监管难题。

在具体选择补贴方式时，还要决定到底是补贴供给方还是需求方。供给方补贴是指国家向服务供应者提供补贴，由服务供应者向消费者提供全部或部分免费的产品或服务。需求方补贴指的是国家对消费者进行补贴，由消费者向提供者购买服务。一种广泛使用的方式是向消费者发放某种凭证，消费者用这些凭证向提供者购买服务，提供者再从国家那里将这些凭证转换为现金。如重庆市黔江区建立的公共卫生服务券制度，便是将财政资金投入供方转为投入需方，改变了政府对公共卫生经费的投入方式。服务对象持服务券免费享受公共卫生服务，地方财政根据乡镇卫生院提供服务后回收的服务券拨付相应的公共卫生工作经费。

2. 政府直接提供

几乎在所有国家，诸如饮用水、安全（警察或军队）和防火这样的产品或服务，都是由政府直接提供的。但某些由政府直接提供的产品或服务并不都是纯公共物品。医疗卫生服务也不例外。如前所述，公共卫生服务和基本医疗服务由政府来提供，更能保证其公平性。当然，政府要决定：（1）应提供哪些种类的产品或服务、它们的数量和质量等；（2）政府是自己直接生产这些产品或服务，还是以合同方式购买私人部门的产品或服务；（3）如果自己生产，如何操作；（4）生产出来的产品或服务，在什么样的人群中如何进行分配等。

国家为什么通过直接提供来干预公共产品与服务的过程呢？为什么不能把提供服务的任务完全交给营利性机构或其他非营利性机构呢？如果国家确实有必要直接提供一部分公共产品或服务，那么公立机构、非营利性机构和营利性机构的活动范围要如何划分才是令人满意的呢？坦率的说，上述问题很难在经济学理论范畴内找到理想的答案。

纵观各国的情况，也不存在单一的最佳模式。仅从医疗卫生行业来看，有的发达国家采用公立机构为主体的服务供应模式，如英国和北欧国家；有的则采用公立机构与民办机构混合供应的模式，如德国、法国、奥地利、荷兰等。倘若以婴儿死亡率、预期寿命等指标进行衡量的话，上述两种模式的业绩大体相当。①

关于政府直接提供卫生服务，有一种看法认为这将使服务更便宜，从而使低收入者受益。原因是营利性医疗机构需要获取利润而

---

① April Harding and Alexander Preker. Private Participation in Health Services. Washington, D. C. the World Bank, edited, 2003: 15.

国家不需要利润。基于这种看法，很多人把国家直接提供服务看作是实现公平性目标的手段。但是，这种看法并不全面。任何服务的提供者都需要收回其成本，因此，在竞争比较充分的情况下，公平性问题主要是付费问题而非所有制问题。如果服务价格由于各种原因被抬高，那么解决问题的最好方法是监管或规制，而不是讨论所有制问题。事实证明，即使是公立医院，如果不能从国家得到足够的财政补贴，或者具有垄断地位，同样会提高服务价格，并以盈利为目的。

（三）公共物品提供中的政府失灵

长期以来，我国几乎所有的公共物品都被政府垄断地提供着，而且提供方式单一，由于理论分析和认识上的不足使一些原本属于私人物品的商品也被当作公共物品纳入了政府的提供范围，使得经营这些物品的公共部门和公营企业效率低下。公共物品质次价高、供给不足、人们对公共物品的需求不能及时得到回应等都是政府提供公共物品低效率的表现。随着改革的深入，政府已经意识到公共物品和私人物品的本质不同，不应将私人物品纳入到公共物品的范围内加以提供，而要分工明确，专注于更好地提供公共物品。

如前所述，由于公共物品的非竞争性和非排他性及收费困难，价格机制难以准确反映其价格和需求，市场缺乏足够的激励去提供充足的公共物品。同时，由于搭便车难题，人们也没有积极性去显示自己对公共物品的偏好以及自愿贡献公共物品。针对公共物品提供的市场失灵，人们意识到可以采取非市场机制的方式即集体选择的方式来提供公共物品，所以长期以来人们一直信奉政府这种典型的集体选择方式可以有效地提供公共物品。实际上，政府确实为人们成功地提供了很多公共物品。但是，随着经济和社会的发展，政府作为包揽所有公共物品提供的独家垄断者的弊端越来越明显，政府提供公共物品缺乏创新意识、没有竞争压力、可能存在寻租现象等，使人们意识到政府独家提供公共物品并非完美。更重要的是由于信息不对称等原因，政府往往缺乏人们对公共物品需求的回应性，甚至忽略了人们对公共物品的某些基本需求，导致人们对很多公共物品的需求得不到及时满足或者根本得不到满足，也就是说，政府在全方位提供公共物品方面同样存在失灵，人们长期信赖的依靠政府这种公共选择的形式，并不能完全解决公共物品的提供效率问题。

总之，政府在提供公共物品时也难免失灵。与市场提供相比，政府可能是一个笨拙的提供者。(1) 官僚机构之间不存在竞争，他们缺乏提高效率的激励。(2) 政府官僚倾向于避免高风险、高潜在收益的事，由于成功收益和失败后果之间没有显著差异，他们更不愿意冒险、创新或者尝试，结果预期报酬率低于社会的需要。(3) 政府作为公共物品提供者缺乏激励去发现有效排除搭便车者的技术。(4) 破产威胁不可能像约束市场里的企业一样约束政府的经营机构。(5) 政府部门可能存在寻租行为，导致公共物品的提供效率低下。

第三章　国外的医疗保障系统和社区医疗服务

第一节　国外的医疗保障制度

所谓医疗保障（Medical Security）是指通过保障以减少被保障者利用医疗服务的经济障碍，目的是从医疗服务提供的角度保护生命和健康不受侵害的一种保障形式。[①] 与医疗保障相关但又有所区别的另一个概念是健康保障，它所保障的内容不仅是与减少医疗服务利用障碍有关的项目，还包括预防、保健、康复服务的保障以及其他维护和促进健康的相关保障（如补偿因疾病损失的工资收入等）。从这个意义上讲，医疗保障只是健康保障系统中的一个重要组成部分。

但是，由于健康本身是发展的概念，而且影响健康的因素广泛存在，因而人们很难界定健康保障的内涵和外延。从对人类发展的角度考虑，健康保障具有重要的理论意义，即通过健康保障达到保护生命和健康不受侵害的目的，但在实际中却很难给出健康保障的可操作的定义。从各国目前的实践来看，只有少部分经济发达国家提供比较广泛的健康保障项目，绝大多数国家是在资源有限的情况下，提供最基本的医疗保障，而其主要表现形式是各种医疗保

① 吴明主编：《医疗保障原理与政策》，北京：北京大学医学出版社 2003 年版，第 17 页。

障制度。

所谓医疗保障制度（Medical Security Scheme）是指国家和社会团体对劳动者或公民因疾病或其他自然事件（如生育、伤残等）造成的收入损失和发生的医疗费用给予经济补偿而实施的各种制度的统称[①]。医疗保障制度有几种基本的实现方式，如采取医疗救助、医疗保险或免费医疗等方式。因此，医疗保障制度在各国也是通过不同的制度模式和组织形式加以实现的。

事实上，与欧洲许多国家所采取的相对单一的医疗保障制度相比，美国的医疗保障制度更像一个系统。如美国的医疗保障制度体系中，主要采用私人医疗保险计划和 Medicare（老年人）、Medicaid（低收入和残疾人群体）、S - CHIP（儿童）、VA（退伍军人）等政府医疗保障计划。因此，我们定义医疗保障系统（Medical Security System）为一个国家各种医疗保障制度的集合[②]。

一般而言，医疗保障系统包括社会医疗保障和非社会性医疗保障两大类，参见图 3 - 1[③]。各大类中又包含许多具体的项目。由于历史和文化背景的不同，以及社会经济发展程度的差异，各个国家和地区分别建立了适合该国或该地区特点的主流医疗保障形式。本书仅选取其中的主要代表加以介绍。

每一种医疗保障系统都存在必要的影响因素——即成本和收益。一般而言，选择哪种医疗保障系统最终应通过实证来加以说明，但是我们又不可能把一个系统简单地复制到另一个系统中进行检验。事实上，从来不存在简单明了的经验数据，用于支持任何特

① 乌日图：《医疗保障制度国际比较》，北京：化学工业出版社 2003 年版，第 5 页。

② 关于美国的医疗保障制度，可参阅 Chua Kao - Ping. Overview of the U.S. Health Care System. AMSA Jack Rutledge Fellow 2005—2006。

③ 乌日图：《医疗保障制度国际比较》，北京：化学工业出版社 2003 年版，第 5 页。

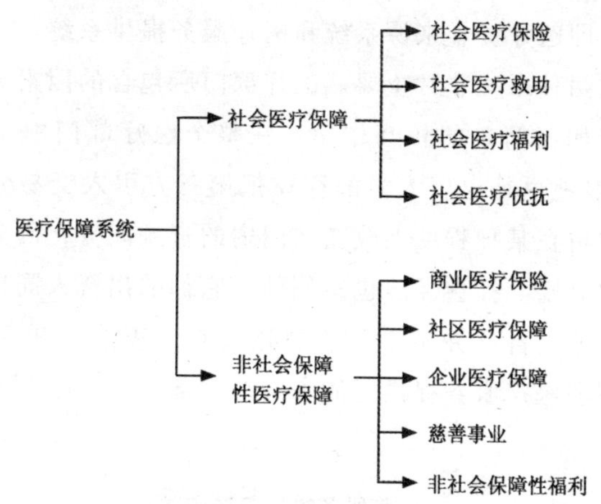

图 3－1　医疗保障系统

定系统里关于实证辩论的正方或者反方。现实是每个系统都具备其独有的特征，而且必须在各个具体的历史和文化背景中加以考虑。在讨论一般意义上的效率问题时，我们更需要对其进行重新定位，并选择相对简单的方法加以考核。

在整个医疗系统中，为了确定成本与收益和医疗融资与服务供应之间的关系，必须首先注意到，我们正在讨论的是两种不同的系统，而不是单一系统。疾病是不可预测的，很难在任何个体出现疾病之前，知道他需要什么样的医疗服务。因此我们说，医疗服务需求具有时间上的不确定性，而且在需要医疗服务时，所需接受的服务提供形式也是不确定的。

这些不确定性表现为面向个体提供医疗服务的福利损失，因为从某种程度上讲，每个人在接受医疗服务时都不愿意承担任何风险。所以，解决不确定性的方法之一是对其进行保险。保险市场作为一种融资手段，可以承担不确定性情况下的负面影响。由于医疗部门具备不确定性和复杂性之特点，而保险可以抵消某些不利因素，所以医疗保险是有需求的。在考虑医疗服务提供时，自然会考虑到与医疗保险或医疗融资相关的问题。这便是我们上面提到的那两种系统，即医疗资金来源系统和医疗服务提供系统。

认识这两种系统非常重要。医疗部门所包含的因素远远不止供需双方之间如此简单的相互作用。在整个医疗部门中，保险公司（或者更一般地说是出资人）的存在把第三方引入交易分析中。第三方的参与将在某种程度上改变部门内的资源配置，因为他们有各自的目的和激励。社会保险也不例外，它们的出资人同样有他们的目的，即使他们自己并不十分清楚这一点。表 3－1① 反映的是医疗资金来源和医疗服务提供可能来自哪类部门，即来自私人部门还是公共部门。

表 3－1　　医疗服务提供与融资

		医疗服务提供	
		私人部门	公共部门
医疗资金来源	私人部门	1	2
	公共部门	3	4

通过表 3－1，我们首先对医疗服务提供和医疗资金来源进行概念上的区分。首先，我们把分析的范围限定在私人部门和公共部门内加以考虑，主要是为了便于分析我们即将讨论的问题。此时，我们得到上述四个象限，分别代表四种不同的医疗系统。医疗保险既可能由公共部门提供（通过税收或者社会保险），也可能由私人部门提供（即商业保险市场）。同理，医疗服务提供也存在私人部门提供与公共部门提供两种情况。

表 3－1 中的象限 1，以美国为主要代表，因为美国的私人保险和私人医疗服务占据医疗部门的主体。但是，美国的情况并非完全市场化那么简单。1998—2002 年期间，美国政府在诸如

① Anita Alban and Terkel Christiansen, The Nordic Lights: New Initiatives in Health Care System, Odense Univerysity Press, 1995: 33.

Medicare、Medicaid 和 VA 等各种医疗计划中的支出占卫生总费用比例分别为 44.5%、44.3%、44.4%、44.9%和 44.9%，其余则由私人医疗计划“埋单”①，所以美国的医疗服务在象限 3 和象限 4 中同样占据一定的位置。

目前，象限 2 没有实际的例子，因为它将公共部门提供的医疗服务与私人保险的支付形式联系起来。或许在英国的 NHS 系统中，可以找到该象限的特例，即由私人保险公司购买 NHS 床位的情形。

象限 3 的典型代表是加拿大和德国，其中筹资来源于政府资金，但医疗服务大多由私人医疗机构提供。北欧国家和其他大多数欧洲国家采用的是象限 4 模式。

就一般意义而言，如何组织资金来源和服务提供者之间效率转换的结构，对于整个系统的效率至关重要。换句话说，各种用于在不同系统之间配置资源的激励机制，与所有权组织结构同样重要。更进一步来讲，类似的激励机制可以被用于不同的组织形式中。如服务费，即根据医疗机构所提供服务进行补偿的形式，在上述各种所有权组织结构中都是一致的。总体上讲，影响医疗系统经济学分析的更为复杂的因素来自激励机制对行为的多重影响。这种直接影响部分地来源于消费者在医疗部门中极为有限的作用，从而削弱了需求对分配过程的影响。在医疗部门中，激励机制的影响将扭曲供求关系。

第二节　国外的医疗服务体系

为了更好地理解本书的论点，我们再根据一个美国医疗系统的资金流图，说明在整个社会的医疗体系里，医院究竟处于怎样的位

① World Health Organization. 2005. Basic Statistics from the Health for All (HFA) database.

置。图 3-2[①] 显示，医院是为病人提供服务的场所，其服务收入来自病人、保险公司、政府或慈善机构。这些资金流之间的差异，归根结底，就是病人、保险公司、政府或慈善机构在偿付医疗服务时应负担的资金比例。

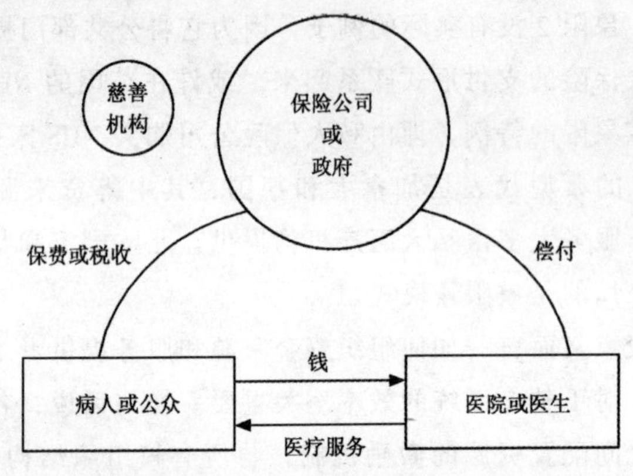

图 3-2 医院的角色及位置

换句话说，一个社会的医疗系统是由医疗保障制度和医疗服务提供系统共同组织起来的，不同的医疗保障制度为不同的社会群体提供相应的资金保障。

一、国外医院的发展

世界卫生组织对医院的定义如下：医院是社会和医学系统中一个完整的组织，其功能是为人们提供完善的健康服务，包括医疗和预防两个方面以及从门诊延伸到家庭的医疗服务[②]。健康经济学家维克多·R. 福克斯则把医院比作希望之屋[③]。

---

① Thomas E. Getzen. Health Economics: Fundamentals and Flow of Funds. John Wiley & Sons, Inc. 1997: 7.

② 顾海：《现代医院管理学》，北京：中国医药科技出版社 2004 年版，第 6 页。

③ Victor R. Fuchs. Who Shall Live? Health, Economics, and Social Choice (Expanded Edition). Singapore: World Scientific Publishing Co. Pte. Ltd., 1998: 79.

事实上，医院的起源在西方国家可以追溯到中世纪之前。由于当时缺乏有效的疾病诊断和治疗方法，最初建立的医院主要是为患者、穷人提供慈善性质的生活护理服务，因此，当时的医院带有浓厚的宗教和慈善色彩，并非专门为民众提供医疗服务的机构[①]。

从17世纪开始直到19世纪末期，一些西方国家开始由政府或政府授权的机构逐步建立为穷人、孤儿、患病儿童、妇女以及无家可归者提供护理和食宿服务的机构，这些机构被称为“贫民院”（Poor houses）或“救济院”（Almshouses）。现如今美国一些知名的大医院，如宾夕法尼亚医院（Pennsylvania Hospital）、纽约医院（New York Hospital）、麻省总医院（Massachusetts General Hospital）等，其建立的初衷也在于此。

作为独立机构，这些医院由自己的董事会进行管理。医院的资金来源于一些富有的资助者或地方性社会团体。医生对患者的治疗服务是作为慈善活动免费进行的，而医院通过向医生提供观察各种疾病的机会帮助医生进行学习和训练。

现代医院是随着医学技术的进步逐渐发展起来的。从19世纪末期开始，随着无菌操作、消毒、麻醉、X光诊断、血型、心电图、脑电图等技术和方法在临床上的应用，医院逐步开始真正意义上的疾病诊断与治疗，使得医院的职能和作用发生了根本性的变化。医院不再是患者和穷人等死的地方，而是成为基本的疾病治疗机构。

进入20世纪，人类一系列重大的医学发现导致现代意义上的医院开始出现，如1923年，胰岛素的发现极大地改善了糖尿病的治疗效果；1929年，肝脏提取物有效地降低了恶性贫血的发病率；1935年，磺胺类药物的发现有效地控制了肺炎及其他一些细菌感

① 冯文、崔涛编：《医院管理学》，北京：北京大学医学出版社2003年版，第3页。

染类疾病。20世纪60年代以后，各种慢性退行性疾病、肿瘤、各种事故伤残等发病率和发生率的逐步增高，越来越多的患者需要到医院诊治。随着医学科学和医疗诊断、治疗技术的快速发展，医院逐步出现专科的分化。目前，一些大型综合医院的二级临床科室已达到20—30个之多，专科分化一方面为某些疑难杂症提供了专业的诊断与治疗方法；另一方面也加大了各专业之间的协调难度和医院的管理难度。现代医院已经发展成为多学科高度分工与高度协作相结合，高科技设备和技术广泛应用，集医疗、预防、康复为一体的医疗机构。

二、国外的社区卫生服务

纵观医学的发展历史，不难看出社区卫生服务的兴起是医疗保健发展的必然规律。如前所述，以医院为中心的现代医学只有100多年的历史，因此在人类同疾病进行斗争及医学发展的漫长岁月里，医生作为职业从事医疗保健工作的最初场所，主要是在社区和病人的家里。

随着医学技术的发展，医生的医疗器械和药品多到难以被出诊箱所容纳，多种专业人员的合作及病人的集中治疗，提高了疾病的治疗效果和医生的工作效率，医院应运而生并得以迅速发展。

但是，并非所有疾病和健康问题只能在医院得到解决，健康需求可以从个人、从家庭、从社区做起；同时，过多使用医院昂贵的诊疗技术也使得社会经济不堪重负。其实，只有20%左右的人类疾病需要在现代化的医院接受治疗，更多的病人应该在社区获得相应的医疗照顾。虽然在不同国家和地区，医疗服务体系的建立各有特色，但是以社区卫生服务提供基本医疗的做法，在大多数国家均已得到广泛应用，并收到良好的效果。特别是对于解决看病难和看病贵的问题，起到非常重要的作用。尽管社区医疗服务的历史比较悠久，但是将社区卫生服务作为正式的概念和形式进行研究，年代并不久远。

1887年，德国学者费迪南德·腾尼斯（Ferdinand Toennies）在其撰写的《社区与社会》这本书里，首次提出了社区的概念，他将社区定义为以家庭为基础的历史共同体，是社会的理想类型。[①] 而社区卫生服务概念的提出，最早可以追溯到20世纪40年代的英国。[②]

1945年，英国议会正式批准了《国家健康服务法》，并明确提出在英国实行由政府税收统一支付的专科医疗服务、社区卫生服务和全科医生制度，同时规定基本卫生保健服务主要由全科医生来提供。1948年，英国正式实施该法，并建立国家健康服务体系（NHS），使英国的医疗卫生制度发生重大变革，促进了社区卫生服务的发展。其后，世界上许多国家和地区相继开展了社区卫生服务。经过数十年的探索和发展，社区卫生服务已成为世界普遍公认的、较为理想的基层卫生服务形式。

社区卫生服务有以下几方面的内涵：（1）强调社区卫生服务的场所必须在居民居住的社区；（2）服务的目标必须以社区居民的“需求”（Demands）为导向，而不是以传统的“需要”（Needs）为导向；（3）服务内容不只是疾病的治疗，而且要提供集预防、医疗、保健、康复、健康教育等为一体的全方位服务；（4）必须是居民在经济上能够承担并且能够方便接受的服务。

有人甚至从学科建设的角度提出社区卫生服务是指全科医生在基层提供的服务，同时认为全科医学是临床医学的一门分支学科。全科医学的特点是提供第一线的基本医疗服务，即为社区居民提供连续性、综合性、整体性、全程化（从围产期到临死）和个体化的

---

① 美国德鲁克基金会主编（魏青江等译）：《未来的社区》，北京：中国人民大学出版社2006年版。

② 陈勰：“略论转型期城市社区卫生服务存在的问题及对策”，《医学与社会》2005年第6期，第16页。

卫生服务，亦称社区卫生服务[①]。

20世纪80年代以前，国际上比较有代表性的社区卫生服务经营方式主要包括：

(一) 以英国为代表的国家经营模式

1. 国家健康服务系统（NHS）简介

英国自1948年正式实施NHS以后，医疗卫生服务分为三个部分：医院服务、全科医师服务、社会个人服务（家庭保健）。后两部分被称为基层保健，主要在社区进行，故又称社区卫生服务。卫生机构属于国家所有，由中央卫生部统一计划管理。

由于英国的卫生经费主要来源于国家税收，医院属于国家所有，医院职工均为国家公务员；从事社区卫生服务的全科医生与国家卫生部门签订合同，其收入来源主要取决于注册病人的数量。鉴于社区卫生经费主要来源于国家，因此，国家对社区卫生服务的计划调节作用极强。

卫生保健的实施方式是，凡是英国公民均可享受免费医疗服务。患病时必须先找自己的家庭医生或全科医生（General Practitioner，简称GP），全科医生不能处理时将病人转诊给医院的专科医生进行治疗。

NHS经费主要来自三个方面：（1）政府基金，即国家财政拨款。这方面的资金比例曾经不断减少，1984年占88%，1994年降至82%。但从20世纪末的情况来看，这个数字又开始呈上升趋势，比如1998—2002年的相关数字分别为80.4%，80.6%，80.9%，83%和83.4%[②]。国家财政拨款仍然是NHS经费的主要来源。(2) NHS收入，约占NHS经费的10%左右。NHS收入主要包括两

---

① 戴玉华等："全科医学和社区卫生服务在我国发展的历史现状和展望"，《中国医学科学院学报》2000年第22期。

② 世界卫生组织编著（田绪生主译）：《2005世界卫生报告：珍爱每一个母亲和儿童》，北京：人民卫生出版社2005年版，第204页。

方面：收费服务的收入和部分雇主交纳的保险金。由于部分人不满足于 NHS 提供的免费服务，私人保险公司便购买少量 NHS 医院的病床，如表 3-1 中的象限 2 所示，从而为缴费病人提供更加个性化的优质服务。(3) 病人支付部分，主要是病人在看门诊时缴纳的处方费，约占 NHS 经费的 3%左右。NHS 规定，病人在看 GP 门诊时需要交少量的处方费，而社区卫生服务和住院服务等则全部免费。

2. NHS 改革与社区卫生服务的关系

NHS 建立 50 多年来，英国政府对它一直处于欲废除而不能、欲维持而困难重重的窘境。为此，政府采取了一系列改革措施：(1) 定额预算，总量控制，使国家财政能事先量力而行；(2) 加强基层保健即社区卫生服务，以节约卫生费用；(3) 改革管理方式。

重视社区卫生服务是英国政府在卫生保健的尴尬境地中被逼出来的，因为国家对 NHS 的投入有限并且是限额的。于是，地方部门和机构严格控制卫生资源的使用，导致医疗设施缺乏，卫生服务供应不足，居民的卫生保健得不到满足，使得抗议 NHS 服务质量太差的行动连年发生。卫生部门不得不通过耗资较少的社区卫生服务和加强预防保健等措施，减少居民的发病率，以缓解供求矛盾。

另外，改革管理方式的目的也是为了提高社区卫生资源的利用效率。比如 1948 年，NHS 的三个方面虽然都隶属于英国卫生部，但分管机构互不联系，资源按三条线分配，卫生服务分开进行，非常不利于社区卫生服务的开展。1974 年，英国政府对 NHS 的管理体制进行了全面改革，将原来的三条线改为从卫生部到各级卫生局的一条线管理，卫生服务以社区为中心，医院、GP 服务、社区卫生保健三者相结合，使卫生资源真正落实到社区。

尽管 NHS 进行了多次改革，但是其免费服务的基本原则并未改变。同时，无论政府内阁发生怎样的变化，NHS 的基本政策并没有随着执政党的轮替或新政府的建立而发生改变。可见，NHS 对英国人民的生活影响之大。

1991年，英国保守党政府又对NHS进行了比较大的改革，最显著的变化包括：（1）取消全部17个大区卫生局，由卫生部NHS委员会下设8个办公室，代替大区卫生局的职能；（2）引入市场竞争机制，形成NHS的内部市场，实行医疗服务的供方和资金方分离，从而产生各种与卫生行政部门形成合同关系的委托机构和基金组织。参见图3-3[①]。

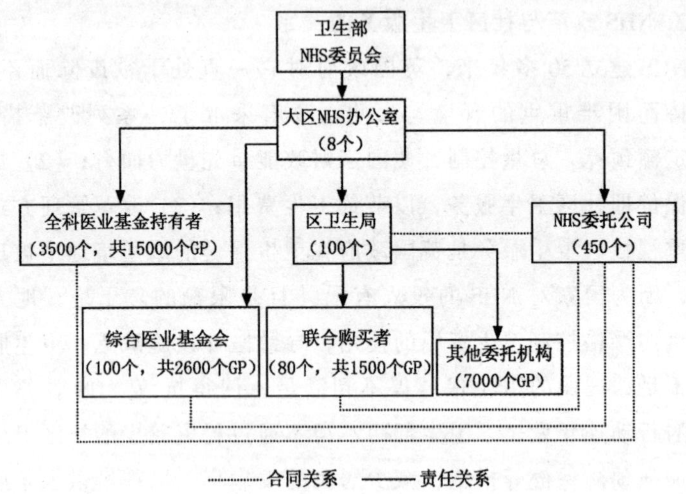

图3-3 1991—1996年NHS的组织结构图

1997年，英国工党执政以后，认为保守党对NHS的改革加大了卫生服务的商业意识，不利于NHS基本原则和方针的延续。因此，除保留下来保守党关于NHS供方和资金方分离的改革策略之外，停止了原来的许多改革措施。工党政府特别强调卫生服务供方与需方、供方之间的合作伙伴关系，尤其是社区卫生服务的广泛协调合作。所以，医疗系统改革的重要变化之一就是各种社区卫生经

① 卢祖洵、金生国主编：《国外社区卫生服务》，北京：人民卫生出版社2001年版，第10页。

营管理组织的融合。参见图 3-4①。

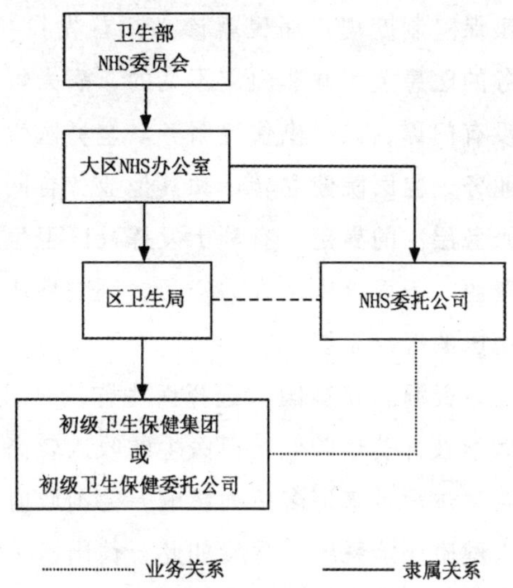

图 3-4　1997 年以来 NHS 的组织结构图

（二）以德国为代表的国家计划管理、私人提供服务的经营模式

事实上，除了德国之外，日本、澳大利亚、加拿大等许多发达国家均采用这种模式，其主要特点是社会健康保险人群的覆盖率很高，私人开业的家庭医生与社会（国家）健康保险部门签订服务合同，提供社区卫生服务。

1. 卫生资源与卫生服务系统

德国医疗保险的历史悠久。1883 年，德国首相俾斯麦颁布了德国也是世界上首部《疾病社会保险法》，标志着社会保险的诞生。二战后，德国又出台了一系列法规，不断完善医疗保险，使其成为一个完整的体系。目前，德国 8200 多万人口中，90％以上参加法

---

①　卢祖洵、金生国主编：《国外社区卫生服务》，北京：人民卫生出版社 2001 年版，第 11 期。

定医疗保险，其余参加私人医疗保险。[①]

德国的健康保险制度规定居民就诊必须首先找社区家庭医生，但社区卫生服务的医患关系并非固定不变的，病人可以自由选择医生。医院一般没有门诊，只提供住院服务。全科医生主要以自行开业的方式开展业务，与医院建立转诊和其他业务合同关系。健康保险制度对卫生服务层次的界定，有利于发挥社区卫生服务的作用和合理使用卫生资源。下面分别从人力资源、医院性质和卫生费用三方面简单介绍德国的医疗系统。

(1) 卫生人力资源。在德国，选择医生作为职业的大有人在。原因是德国的医学教育费用较低，但医生的收入较高。为了控制医生数量，避免医生过剩带来诸多负面影响，德国政府通过一系列措施限制医生进入健康保险系统。尽管如此，德国医生的地域分布仍不甚理想。通常，在医院和城区工作的医生比较多，在城区边缘或乡村地区的医生较少。另外，全科医生与专科医生的比例也不太合理，并已成为德国政府进行医疗卫生改革的内容之一。

(2) 医院经营性质。在德国，根据经营性质划分，医院有三种类型，即公立医院、半公立医院和私人医院。公立医院归州、市、镇以及县政府所有，精神病院归各州所有，某些公立医院归联邦政府所有，如军队医院。半公立医院主要由教会或其他非营利组织(如红十字会) 经营。私人医院大多由医生自己经营。但“一个国家医疗服务机构的所有权性质，并非决定整体卫生系统绩效水平的关键因素”。[②] 我们也可以从德国的医疗卫生服务提供中，深切地感受到这一点。

(3) 卫生服务费用。德国居民利用卫生服务的费用主要由第三

---

① 吕鸿：“德国：双管齐下办医保”，《人民日报》2007年4月6日。

② 陈校云：“日本私立医疗服务机构及相应政府职能简介”，《中华医院管理杂志》2006年第22期，第788－792页。

方支付，因而病人和医生都缺乏费用意识，而且几乎没有任何使医生减少病人需求的经济手段，医疗机构之间的竞争主要表现在服务质量和数量方面，而不是减少费用。反映在卫生总费用上，根据德国联邦统计局的数据，1992—2004年间，德国用于卫生事业的支出占国内生产总值的比例已突破两位数，一直维持在10.1%—11.3%之间，而其中占据一半以上支出的法定医疗保险于2002年和2003年出现大额赤字，分别高达33.19亿欧元和43.25亿欧元①。庞大的医疗开支使德国的百年医疗保险体系面临崩溃边缘，迫使政府进行大刀阔斧的改革。

2003年，德国施罗德政府出台了一项大规模的改革政策，并从2004年1月1日起正式实行。2004年，德国法定医疗保险支出扭亏为盈。这项改革方案的核心内容包括：住院治疗费从每天9欧元提高到10欧元；建立以家庭医生为中心的护理模式，病人如果不适，先请家庭医生诊断，然后由家庭医生开转诊单，转到专科大夫那里，将门诊与住院有机结合起来；每季收取10欧元挂号费；提高取药费，从原来的每次1.5欧元提高到3—10欧元不等。改革后，德国法定医疗保险占整个卫生事业支出的比例从2003年的60%降至2004年的56%，暂时缓解了医疗保险支出急剧膨胀的局面。

2. 卫生改革与社区卫生服务的关系

德国的卫生保健制度存在三个方面的问题。一是由于费用依靠第三方支付，病人和医生均缺乏费用意识；二是医疗服务市场中供大于求的现象导致诱导病人增加需求的情形，造成卫生费用的不断增加；三是卫生保健制度中资源配置的效率不高，对患病就医者的补偿有利于医疗服务项目，但不利于个人保健、预防和康复的发展。因此，德国政府采取了多项改革措施，其中某些措施与社区卫

---

① 吕鸿："德国：双管齐下办医保"，《人民日报》2007年4月6日。

生服务密切相关。

(1) 药品改革。德国因缺乏有力的药品价格管理措施及控制处方量的办法，导致药价昂贵，药品费用占卫生总费用的20%以上。近年来，德国卫生主管部门采取相关措施，对药品管理进行了一系列改革。比如制定药品参考价格，不仅使药品公司降低了药品价格，而且使社区居民在消费药品时，也必须考虑药品的价格和费用。另外，改革还从医生和病人两方面控制药品的使用，特别是从对医生的控制入手。由于病人必须先找家庭医生就诊，自1993年1月开始，联邦医生协会和疾病基金会常务委员会制定药品管理法规，实行医师药品费用总额预算，严格规定门诊医生不得超过预算，否则，超额部分从医生的工资中扣除。新法规实施一年后，医生的处方数量从7.95亿份下降到7.12亿份，药品费用下降了25%①。

(2) 自我管理权限的改革。德国社区卫生服务的提供和获得，主要受制于健康保险医生协会和疾病基金会协会。这些协会的权限、作用以及政府的宏观调控手段和力度，都将影响社区卫生服务的发展。1997年的健康保险重组与重定位法，对加强卫生保健机构的自我管理至关重要。该法案提出了两种合同形式：试验计划合同和结构合同。前者的最高期限为8年，后者的最高期限为5年。按照规定，只有结构合同才与病人有关联，因此健康保险医生必须参加一个社区医疗卫生网络，并在该网络提供卫生保健服务。社区医疗卫生网络包括多个家庭医生诊所，居民可以选择其中的一位家庭医生进行登记，由家庭医生负责其卫生保健和转诊。该项改革为药品改革的成功实施，提供了必要的制度基础。

(3) 加强门诊和住院服务之间的联系。改革以前，德国的门诊

---

① 卢祖洵、金生国主编：《国外社区卫生服务》，北京：人民卫生出版社2001年版，第51页。

服务与住院服务严格分开，家庭医生不治疗住院病人，医院的医生不治疗院外病人，这使得社区卫生服务与医院服务之间缺乏必要的联系。1993年的卫生保健改革法要求，必须加强门诊服务与住院服务之间的联系，医院可以在病人住院前后提供必要的社区卫生服务。另外，也鼓励家庭医生开展力所能及的外科手术，减少住院服务以节约卫生费用。

（三）以美国为代表的多元化经营模式

美国是一个联邦制的自由市场经济国家，管理体制和经济体制的多元化对卫生体制同样产生着重要影响，经营和医疗提供方式的多样化是美国卫生体制的显著特征。

1. 美国的卫生系统与社区卫生服务

美国实行的是以各种健康保险制度为核心的多元化的医疗卫生服务体系，许多卫生服务分支系统，以不同方式为不同的人群提供卫生服务。既有联邦政府或地方政府所属的卫生组织，也有私人、慈善组织或社会公共基金支持的医疗机构和健康保险。各种不同的卫生服务组织或独立或融合，为不同人群提供医疗保健服务。不同人群购买或享有一种或多种健康保险。由此可见，美国的社区卫生服务在这样的复杂系统中，很难形成统一的模式。

就卫生管理体制而言，美国的卫生行政实行三级管理，即国家卫生和人类服务部、州一级的公共卫生局和州以下的县、市卫生局。各级卫生行政管理部门拥有不同的职责，并且具备一定的行政自主权，非常符合美国的联邦体制。

美国的卫生服务系统由社区卫生服务和医院服务两大部分组成，社区卫生服务主要由开业医生（家庭医生）负责，家庭医生通常以个体或集体的形式开业。居民就医时，一般先找家庭医生，如果需要住院则由家庭医生负责转诊。

美国医疗保障制度的主体是各种形式的健康保险。由于各种健康保险制度的覆盖人群和补偿方式及范围不同，所以对卫生服务的可及性起决定作用。大多数医疗保障制度对社区卫生服务的补偿都有明确规定，直接影响着服务的开展及居民对社区卫生服务的利用。为了更好地阐述社区卫生服务在不同保障人群中的作用，本书分别选取一种情况介绍私人健康保险、社会健康保险和社会福利性健康保险的相关内容。

（1）私人医疗保险分为营利性的商业保险和社会团体主办的非营利性健康保险，其中健康维持组织（Health Maintenance Organization，HMO）属于后者。HMO是由卫生服务提供者自发创办的，出现于20世纪20年代。经过几十年的发展，HMO目前的经营主要采取按人头预付的方式进行。参保者可以个人或集体的形式缴纳保险金，病人只能在HMO范围内定点就医，就医时只需付挂号费之类的小额费用。由于医疗机构的主要目的是对参保者的健康负责，所以病人就诊越少，医疗机构的结余越多。在这种保险制度下，医疗机构必须重视预防保健服务，降低参保者的患病率，充分发挥社区卫生服务的作用，节约卫生费用。

（2）社会健康保险的参保者是义务性或强制性参加的，由国家或组织性强的机构承办保险业务。美国法律规定政府部门员工、企业职工、高等学校学生等人群必须购买健康保险，购买何种保险，由单位或个人决定，购买私人健康保险者居多。

（3）社会福利性健康保险是由政府和慈善组织向特殊人群提供的医疗保健支助，此处仅介绍医疗照顾制度（Medicare）与社区卫生服务的关系。Medicare是针对65岁以上老年人的一种医疗保障制度，于1965年开始实行，经费主要来源于联邦政府。该制度最初只提供住院补偿，以后渐渐扩大到初级医疗服务和专业性社区护理等，社区开展的家庭生活照顾项目不属于补偿范围。由于人口老化及老年人群患病率高，联邦政府卫生支出的60%以上用于老年人的医疗照顾。

美国的社区医院主要由地方政府、慈善机构或社区居民出资、捐资兴建，一般为非营利性医院或营利性医院。社区医院的服务对象主要是社区居民。20世纪初，美国大约有4000家全科医院[①]。目前，其社区医院的数量占医院总数的80%，就诊病人数量占医院诊疗人数的80%。大约一半的社区医院的病床少于100张，平均床位数在150张左右。55%的社区医院有门诊部，83%有手术室，52%有保健服务项目，27%提供家庭护理服务[②]。

2. 美国社区卫生服务的改革

美国的社区卫生服务是在家庭医生服务的基础之上发展起来的，家庭保健是社区卫生服务的主要内容，家庭保健的起源和发展与人类的博爱思想有着密切的关系。现代医疗卫生行业的商业气息不利于家庭保健的发展，人们留恋传统家庭保健中亲密的医患关系，使得社区卫生服务得以发展延续。另一方面，由于医学科学技术的复杂化对社区卫生服务人员的知识和技能提出了更高要求，居民对卫生保健需求的多样化也使得社区卫生服务的综合性特点更加突出，独立开业的家庭医生很难胜任全方位的社区卫生服务工作。上述两点成为美国社区卫生服务改革的重要原因。

(1) 团队服务与伙伴关系。美国的社区卫生服务人员以团队工作方式为主，但一个工作小组的医护人员可能来自不同的机构，如家庭医生来自开业诊所，社区护士来自社区卫生服务中心，其他医疗技术人员则来自社区医院或专门的医业服务公司。这些人员能否形成良好的合作关系，成为提高社区卫生服务质量、效益和保持服务连续性的重要因素。因此，尽管在美国，医生不属于医院，但医护人员之间的合作关系并不比其他国家的人员合作关系差。

美国社区卫生服务伙伴关系的另一个表现是社区卫生服务组织

---

① Kant Patel and Mark E. Rushefsky. Health Care Politics and Policy in America, 1999: 28.

② 卢祖洵、金生国主编：《国外社区卫生服务》，北京：人民卫生出版社2001年版，第68页。

与相关机构形成广泛的联系或合作关系，如发挥高等学校在社区卫生服务人员培训及医疗保健技术方面的优势，强调中小学校在青少年健康教育方面的职责，开发地方政府在社区卫生筹资方面的功能，充分利用社会卫生保健资源发展社区卫生服务。

(2) 管理化保健与社区卫生服务。近20多年来，美国推行管理化保健（Managed Care，MC），加强卫生服务管理和提高其社会化程度，是美国卫生服务的重大变革。管理化保健的兴起主要起源于卫生服务费用的快速上涨，政府、雇主、个人的经济负担过重，传统的资源控制措施导致卫生服务的低质量和不公平。因此，管理化保健的发展也是为了提高医疗卫生资源的使用效率。

社区卫生服务管理化保健的运作主要从卫生筹资、资源使用、服务内容等方面进行，强调管理的一体化，使生理与心理服务结合起来，医院服务与社区康复、急诊和长期护理有机地结合起来。社区医院及其他社区卫生服务机构形成连锁的组织，这也是近年来美国卫生组织改革的特点之一。管理化保健使得社区卫生服务机构的抗风险能力得到加强，资源的利用效率得到提高，卫生服务质量明显改善，大大提高了居民的满意度。

第三节 国外社区医疗服务系统的比较

一般而言，医疗服务体系所提供的劳务和产品中，相当大的部分属于公共物品和服务，或者是外部性十分明显的准公共物品和服务。提供公共物品和公共服务是政府的责任，对外部性十分明显的准公共物品和服务，政府也要承担部分责任。也就是说，市场实在解决不了或解决不好的部分，政府承担有限责任。如果政府对这部分医疗服务没有尽到应尽的责任，即使在市场经济国家也是说不通的。以在医疗服务体系市场化程度比较高的美国为例，政府在这些领域基本上也是承担责任的，尽管大家对美国政府仍然不是十分满意。从筹资方来说，美国政府对健康和社会福利部的财政拨款仅次于国防部。其中，最大的项目是 Medicare 和 Medicaid。从提供方来说，美国的联邦政府建立了国家安全网公立医院和卫生体系，拥有大型医院和附属的卫生系统（即门诊部所）；州政府还有州的公立医院和卫生系统；地方政府也有地方政府的公立医院和卫生系统。仅就美国联邦政府提供的公立医院来说，美国 2 亿人口即有 106 家公立医院①。

即便如此，在上面介绍的各个国家里，我们仍然发现一个共同的特点，即采用家庭医生或全科医生首诊制，特别是由政府出资的医疗保障制度，均有同样的就诊规定。

家庭医生或全科医生被认为是卫生服务系统的“看门人”（Gate – keeper），这是社区卫生服务功能得以实现的关键。而“看门人”角色功能的体现需要制度保障，这就是家庭医生（或全科医生）首诊制。实行家庭医生首诊制的目的与发展社区卫生服务的主要目标是一致的，即避免不必要地使用医院服务，降低医疗费用，节约卫生资源。

如前所述，在社区卫生服务体系和功能较为完备的国家，尽管卫生体制差别很大，但是因为实行全科医生（或家庭医生）首诊制，以至于大多数医院（尤其是大型综合医院）并不开设门诊服务，只有急诊病人和家庭医生转诊的病人才能获得医院服务。英国是全科医生首诊制实施最严格、最彻底的国家，居民要享受免费服务，必须遵从这种制度。而其他国家（包括美国）家庭医生首诊制虽然不如英国那样完善和严格，但也成为医疗卫生服务程序的基础

① 杜乐勋、张文鸣、黄泽民主编：《中国医疗卫生发展报告 No.2》，北京：社会科学文献出版社 2006 年 5 月版，第 12 页。

步骤，并通过医疗保障制度的相关规定加以实现。

当然，在卫生服务可及性方面，守门人制度有两个基本特征很容易造成病人的满意度不高。其一是该制度要求病人必须先到全科医生那里看病，即使病人当时很需要专家服务，也要机械地遵守该制度，这样会耽误病人的时间，导致病人的不满意；其二是守门人制度把全科医生置于垄断地位，病人只能去看某个全科医生，较难选择其他全科医生。在一项针对欧洲18个国家病人满意度与转诊制度的关系研究中，结果显示“守门人制度”国家的病人总体满意度低于“直接可及”国家[①]，似乎比较说明问题。但作者认为，问题并非出在“守门人制度”，而是应当避免使该制度的执行趋于保守和僵化。

随着社会发展和居民健康需求的变化，各国的社区卫生服务也在不断改革。归纳起来，主要表现在以下几个方面：

1.经营方式的改革

以计划管理为主的社区卫生服务体系尝试引入市场机制，而以市场调节为主的社区卫生服务体系正在逐步引入计划管理的措施。英国社区卫生服务的国家计划性很强，最近十几年来，其卫生主管部门在系统内建立“内部市场”(Internal market)，各种卫生机构都可以投标开展社区卫生服务。其目的是引入竞争机制，提高社区卫生服务的效率。美国的社区卫生服务原以市场化经营为主，且其整个社会经济环境也以市场调节为主。但是，近20年来，管理化保健发展迅速，社区卫生服务系统性、组织性不强的状况也在逐步改善。

2.加强医院与社区的联系

一方面是医院服务向社区延伸，医院开展社区卫生服务或参与

① 杨辉：“社区卫生服务守门人好不好”，《中国全科医学》2007年第10期，第37页。

社区保健和康复工作；另一方面是社区卫生服务机构和人员充分利用医院资源，不仅及时向医院转诊病人，而且使用医院诊疗设备包括仪器设备、病床等。加强医院与社区之间的联系，既有利于保证社区卫生服务的质量，又有助于提高家庭医生的业务水平。

3. 全科医生的“全”中有“专”

在德国、日本、加拿大等国，除了家庭医生之外，还有相当数量（1/3）的专科医生从事社区卫生服务。而在美国，一方面，虽然从事社区卫生服务的医生都有家庭医生资格，但许多家庭医生仍然根据工作需要、自己的兴趣或背景，选择一定的专科进行发展；另一方面，有些医院的专科医生在从业一定年限之后，重新参加考试获得家庭医生资格，当其以家庭医生身份再开业时，仍然保留其专科特色。

与上述诸国类似，即使是在公认的北欧高福利国家，社区卫生服务也不例外。作为北欧国家代表的挪威，采用公共健康保险计划，即国家为所有符合条件的人提供医疗保险。而在医疗服务提供方面，挪威目前仍保持着由国家提供医疗服务的三级医院管理模式(社区、郡、国家)。近年来，随着医疗成本的逐年上升，在对原有医疗保障制度和医疗服务提供体系进行评估的基础之上，挪威已于2001年根据病人权利法案（Patient Rights' Act，PRA）进行了医院改革。

挪威的社区医疗服务是根据区域卫生规划，在指定社区内配备相应数目的全科医生，居民可以选择自己心仪的医生，也可以接受国家为其指定的全科医生。病人初诊必须通过全科医生，只有当自己的医生休假时，才能到当班医生处就诊。除了急诊以外，病人初诊时每次缴纳120挪威克朗的诊疗费，药费单独额外支付。但是，居民每年自付医疗费用的上限为1500挪威克朗，之后将由国家医疗保险全额承担。牙科费用不在保险范围之内。

由于在全国范围内实行三级医疗体系，所以挪威的五个国家级综合医院是全国医疗条件最好的医院，分别位于五个行政大区的首府。有的医院占地面积达几千亩之多。图 3－5 是挪威西部地区国家级医院——卑尔根医疗中心（Bergen Health）的组织结构图。

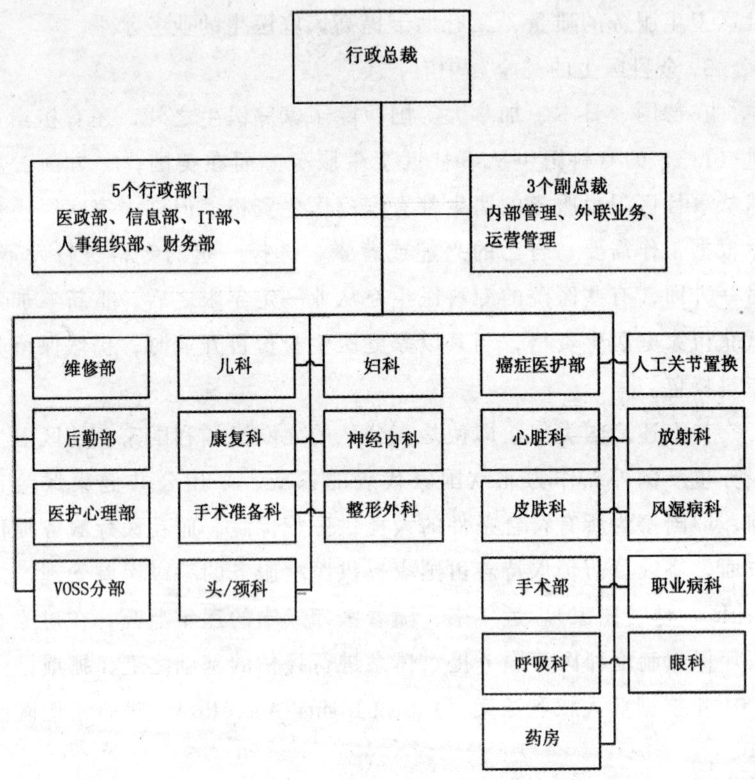

图 3－5　挪威卑尔根医疗中心组织结构图

第四章 我国的医疗保障制度和医疗服务提供

我国一直属于二元经济结构的国家，在城镇以第二和第三产业为主，农村则以第一产业为主，城镇劳动者和农村劳动者的生产方式和生活水平都有很大的不同，医疗消费水平也存在极大的差异。根据这种国情，我国政府从建国初期便在城镇和农村实行了不同的医疗保障制度。鉴于本书的研究主要集中在城市医疗卫生服务体系，因此，我们重点讨论与城镇医疗保障制度相关的内容。

第一节 国内医疗保障制度的变迁

20世纪50年代初期，我国在计划经济体制下，先后建立起两个城市医疗保障制度，即公费医疗制度和劳保医疗制度。前者属于政府保险类型，享受对象为机关、事业单位的工作人员，伤残军人和大学生，经费来自各级财政拨款；后者属于企业自我保障类型，主要对象为国有企业职工，部分集体企业参照执行，经费来源于企业按工资总额一定比例提取的福利金，并在成本中列支。这两项制度分别以国家机关干部和企事业单位职工为主体，因此，统称为职工医疗保障制度。同时，政府对医疗服务一直采取低价政策，医疗机构提供医疗服务的政策性亏损由国家财政补贴。应当说，政府通过这种对供需双方同时补贴的医疗保障制度安排，为职工提供了良好的福利性医疗服务，它对于保障我国城镇职工的身体健康、促进经济发展和维护社会稳定起到了重要作用。

一、城镇医疗保障制度

（一）计划经济体制下的城镇医疗保障制度

如前所述，建国以后直到改革开放初期，我国实行高度集中的计划经济体制，当时的城镇职工医疗保障制度主要包括两部分，即公费医疗制度和劳保医疗制度。

公费医疗制度出现于1952年。当时，政务院发布的《关于全国人民政府、党派、团体及所属事业单位的国家工作人员实行公费医疗预防的指示》规定，国家机关，事业单位工作人员、革命伤残军人，高校学生为公费医疗对象。此后，卫生部和财政部等又先后颁发了《关于改进公费医疗管理问题的通知》等一系列行政法规，扩大了公费医疗制度覆盖的范围。享受公费医疗的人员包括各级党政机关、社会团体以及文化、教育、科研、卫生、体育等事业单位的工作人员及其离退休人员，还包括乡二等乙级以上的革命残废军人和大专院校在校学生等。公费医疗经费由各级政府财政预算拨款，一般按人均标准划拨到各单位包干使用。各级政府分别建立了公费医疗管理委员会，同时设立办事机构，负责管理辖区内的公费医疗事务。享受公费医疗的人员在指定医疗机构就诊或住院（经批准转院)，符合规定的医疗费用，允许从公费医疗经费中报销。

劳保医疗制度比公费医疗制度的出现还早一年。1951年，政务院颁布的《中华人民共和国劳动保险条例》及劳动部其后颁布的《劳动保险条例实施细则修正草案》中规定，在全民所有制的工厂、矿场、铁路、航运、邮电、交通、基建、地质、商业、外贸、粮食、供销合作、金融、民航、石油、水产、国营农牧场、造林等产业和部门工作的职工及其供养直系亲属均可享受劳保医疗制度。城镇集体所有制企业参照执行。劳保医疗经费按照企业职工工资总额的一定比例提取，在企业生产成本项目中列支，其中，在职职工从职工福利费中开支，离退休人员从劳动保险费中开支，由企业自行管理。企业根据国家规定制定相应的劳保医疗政策，并自行组织实施。享受劳保医疗的职工患病时，在本企业自办的医疗机构或指定社会医疗机构就医时，可享受近乎免费的医疗待遇，其供养的直系亲属可享受半费医疗待遇。

20世纪70年代末，公费医疗制度和劳保医疗制度已经覆盖全国75%以上的城镇职工及离退休人员，享受劳保医疗的人数达到1.14亿，享受公费医疗的人数达到2300万。到1978年时，全国用于公费和劳保医疗开支的专项经费已达28.3亿元，占当时职工工资总额的6.04%。[①]

（二）经济转型时期的城镇医疗保障制度

改革开放以后，城镇职工医疗保险制度也进入了改革阶段。1992年之前，公费医疗制度改革的主要内容是探索更好的公费医疗经费管理体制；而劳保医疗制度改革的重点则在寻求职工大病医疗费统筹和离退休人员医疗费社会统筹的有效形式和管理办法。

我国的公费医疗和劳保医疗制度，曾经在维护职工身体健康和维护社会稳定等方面发挥了积极的作用。但是，在20世纪70年代末至80年代中期，由于公费医疗和劳保医疗的享受人数逐年增多，且对两大类人群所提供的医疗服务几乎全部免费，导致医疗服务机构和患者普遍缺乏费用意识，再加上政府对医疗机构的经费投入逐年下降，职工医疗费用却上涨很快，因此针对该阶段的改革主要是对消费者采取一些费用控制措施。例如个人必须支付少量的医疗费用，但各地的分担比例有差异，一般为10%—20%不等，职工的费用意识有所增强，在一定程度上抑制了对医疗服务的过度需求。

---

① 乌日图：《医疗保障制度国际比较》，北京：化学工业出版社2003年版，第129页。

如果说上一时段的控制重点在需（求）方，那么1985—1992年间的费用控制重点便转向了供（给）方。这段时期，随着公办医疗机构的不断扩张，财政对医疗机构的经费投入日趋不足，医疗机构通过扩大收费服务进行“创收”既成事实。主要表现在医疗机构提供过度的甚至是不必要的医疗服务，如贵重仪器检查等，导致“看病贵”成为日益突出的社会问题。

为解决这个问题，除继续强化需方的费用意识外，费用控制的重点也转移到了医疗服务提供方。通过改革支付方式、制定基本药品目录和公费医疗用药报销目录、以及加强公费医疗和劳保医疗的管理，如政府、职工单位和医疗机构都要承担部分经济责任等方式，希望达到控制供方成本的目的。

当然，这种改革并不完善，仍然存在很多问题。第一，改革只在局部范围内进行，不仅缺乏宏观指导和相应的配套政策与改革措施，如医疗服务体系改革、医疗服务价格改革、对医疗服务提供者补偿机制改革、药品体制改革等，而且影响面也不大；第二，没有从根本上改革公费医疗和劳保医疗的筹资、支付和管理制度，以及其他医疗服务体系方面存在的弊端；第三，相关改革措施并不完善，如支付制度改革，只有“包干”一种形式，医院超支后也只负担很小比例的超支费用，甚至不负担，对医疗机构的约束力不算很大。为了克服改革中存在的问题，进一步完善医疗保障制度，从1992年起，我国开始了第二阶段的改革，即引入社会医疗保险制度。

二、社会医疗保险制度

从某种意义上讲，我国的公费医疗和劳保医疗制度之所以难以为继，并非制度本身的问题，而是这一制度与我国社会主义初级阶段的生产力水平不相适应。从国际经验来看，实行国家健康服务保障制度需要具备的基本条件之一，就是医疗保障水平要与国家的经济发展水平相适应。我国建国初期的公费医疗制度和劳保医疗制度只覆盖了机关事业单位的工作人员和大型国营企业的职工，人数较少，实行供给制的医疗保障投入不算太高，因而效率和效果都比较好。随着享受人群的逐步扩大，医疗费用成倍上涨，已超出国家经济的实际承受能力。

据统计，全国职工医疗费用从1977—1997年的20年间增长了28倍，从27亿元增长到774亿元，年递增约19%，而同期财政收入只增长了6.6倍，年递增约11%。职工医疗费用的增长速度超过了同期财政的增长速度，而享受公费医疗和劳保医疗的人数也达到了1个亿。国家没有能力支撑这种全包下来的医疗保障制度，必须进行改革。

与此同时，离退休人员的医疗费统筹，企业离退休人员医疗费苦乐不均和在职职工大病风险等一系列问题也被提到议事日程上来。一些地区相继建立大病统筹制度，即以地区和行业为单位，由各企业缴纳保险费，建立统筹基金，对发生大额医疗费用的患者给予经济补助等。这些措施和办法使医疗保障的社会化程度有所提高，企业之间互助共济和分担风险的能力有所增强，对控制医疗费用过快增长、缓解财政经费紧张和企业之间医疗费用负担不均等现象起到一定的作用。这些政策可以被视为我国社会医疗保险的初步探索。

1992年，深圳市率先在全国开展职工医疗保险制度改革，从而拉开了对中国职工医疗保障制度进行全局性和根本性改革的序幕。党的十四届三中全会通过的《关于经济体制改革若干问题的决定》明确提出，要在我国建立社会统筹和个人账户相结合的社会医疗保险制度。为加强对医疗保险改革工作的领导，国务院成立了职工医疗保障制度改革领导小组。

1994年，国家体制改革委员会、财政部、劳动部、卫生部共同制定了《关于职工医疗制度改革的试点意见》（体改委〔1994〕

51号），经国务院批准，选择江苏省镇江市和江西省九江市进行试点。

1996年，国务院办公厅转发了国家体改委等四部委《关于职工医疗保障制度改革扩大试点的意见》（国办发〔1996〕16号），进行更大范围的试点。与此同时，海南、深圳、青岛等地按照“统账结合”的原则，还对支付机制进行了改革探索。此外，上海等地又开始试行先从住院医疗保险起步，再逐步建立个人医疗账户的办法等。

各地的改革试点取得了以下初步成效。一是通过建立用人单位、职工个人共同缴费的机制和社会化管理的医疗保险基金，实现了稳定的资金来源。二是形成了不同单位、不同年龄人群和健康人群与患者之间分摊医疗费用的保险机制，保障职工的医疗需求。三是建立了医疗费用的双方分担机制和合理结算医疗服务费用的控制机制，抑制了医疗费用的过快增长。实践证明，职工医疗保障制度改革的方向和基本原则是正确的，实行社会医疗保险制度是符合中国国情的。

三、城镇职工基本医疗保险制度

1998年12月，国务院召开全国医疗保险制度改革工作会议，发布了《国务院关于建立城镇职工基本医疗保险制度的决定》（国发〔1998〕44号），明确了医疗保险制度改革的目标任务、基本原则和政策框架，要求在全国范围内建立覆盖全体城镇职工的基本医疗保险制度。以这一文件的发布为标志，我国城镇职工医疗保险制度的建立进入了全面发展阶段。

该《决定》同时规定了医疗保险的覆盖范围、缴费方法和建立覆盖基本医疗服务的社会统筹和个人账户相结合的“板块式”医疗保险模式，并提出了基本医疗保险基金的管理和监督办法以及加强医疗服务管理的要求。该医疗保险方案建立在充分考虑我国过去职工医疗保障制度的利弊，并分析各国医疗保险模式的基础之上，其特点是适应我国的经济发展水平，同时考虑到各方的经济承受能力，以提高社会化程度为主，并兼顾控制费用的目标，最终为职工提供基本医疗保险。

经过几年的发展，城镇职工基本医疗保险制度已经取得可喜的成果。截至2005年末，全国参加基本医疗保险的人数为13783万人，比上年末增加1379万人。其中参保职工10022万人，参保退休人员3761万人，分别比上年末增加977万人和402万人。2005年，基本医疗保险基金收入1405亿元，支出1079亿元，分别比上年增长23.2%和25.2%。其中，统筹基金收入820亿元，支出615亿元，比上年各增长24%和25%。年末基本医疗保险基金累计结存1278亿元，其中统筹基金结存750亿元，个人账户积累528亿元。[①]

尽管在城镇实施的职工基本医疗保险制度已经覆盖了1.3亿多城镇职工和退休人员，且其他与基本医疗保险制度相配套的各项保障措施也处于探索和试点阶段，但是同我国这个13多亿人口（其中城镇人口5.6亿）的大国来说，建立适应我国国情的医疗保障制度体系任重而道远。

四、新型城镇医疗保障制度

我国现有医疗保障制度所覆盖的对象主要包括：参加基本医疗保险的城镇单位职工及其退休人员，享受原来半劳保医疗的部分效益好的国有企业职工直系亲属，以及农村合作医疗覆盖的少数农村居民等，医疗保障制度的覆盖人口占全部人口的比例在20%左右。这一比例与2010年实现“人人享有基本医疗保障”的目标相比，还有相当大的差距。

---

① 数据来源：2005年度劳动和社会保障事业发展统计公报。

（一）现有医疗保障制度存在的主要问题

1. 城镇职工基本医疗保险尚未惠及全体城镇就业人员

《国务院关于建立城镇职工基本医疗保险制度的决定》规定，城镇所有用人单位，包括企业、机关、事业单位、社会团体、民办非企业单位及其职工，都应参加基本医疗保险。按照这一规定，基本医疗保险的覆盖范围主要是在传统正规部门就业的职工及其退休人员。但是，随着就业格局的变化，出现了一些按传统正规部门就业进行分类却无法包含的就业群体，如小时工、季节工等非全日制职工和个体工商户、自由职业者等以灵活形式就业的人员，这些就业人员有强烈的参保愿望和缴费能力，但缺乏明确的参保政策。

据国家统计局调查估计，目前非正规部门从业人员有7000多万。2003年5月，劳动保障部下发《关于城镇灵活就业人员参加基本医疗保险的指导意见》（劳社厅发〔2003〕10号），初步解决了非正规部门从业人员参加基本医疗保险的政策问题，但把他们真正纳入城镇基本医疗保险，还需要一个比较长的过程。同时，职工家属、失业人员等城镇非就业人口，以及一些特殊人群如中小学生等未成年人，也缺乏有效的医疗保障制度安排。

根据国家统计局2004年底数据，城镇人口中扣除约2.65的亿城镇从业人员数（含非正规部门就业人员）和0.4亿的退休人员数，城镇非就业人口数约为2.5亿人以上。目前来看，1.3亿人的城镇职工基本医疗保险数占全部城镇人口的比例还不到25%，尚有较大缺口。

2. 困难企业无力参加基本医疗保险

这些年来，随着国有企业改革力度的加大，困难企业职工的医疗保障问题变得十分突出。虽然各地因地制宜，采取降低缴费率，且采用先建基本医疗保险统筹基金、不建个人账户的办法，解决了有部分缴费能力的困难企业职工的参保问题，但对那些特别困难、没有任何缴费能力的企业来说，仍然无法参与到基本医疗保险体系内。有的困难企业虽已参保，但因为缴费状况不稳定，随时都可能中断参保。特别是国有困难企业中的退休人员急需医疗保障，国家理应对此做出相应的制度安排，但目前尚无参保资金的整体解决方案。

3. 基本医疗保险的制度和管理不完善

（1）个人负担偏重。基本医疗保险确立的医疗费用分担机制，对于促进参保人员的就医观念和就医方式，增加费用意识，遏制医疗资源浪费和医疗费用过快增长，具有重要意义。但在分担机制发挥作用的同时，不同需求的保障渠道还没有形成，参保人员特别是年老多病的职工和退休人员对个人负担过重反映强烈。按基本医疗保险制度设计，改革后职工个人分担医疗费用的比例约在25%左右，但目前不少地方参保人员的实际负担比例达到甚至超过40%。

（2）个人账户的作用低于预期。在医疗保障制度中实行个人账户的国家主要有新加坡。目前，我国实行的是社会统筹和个人账户相结合的基本医疗保险制度。从各地基本医疗保险的运行情况看，个人账户结余有逐步增加的趋势，似乎表明个人账户能够为今后积累一部分资金，有助于缓解人口老龄化对医疗保险基金的支付压力。但从江苏省镇江市医疗保险个人账户运行10多年的实践来看，个人账户积累基金在最初的3—5年之内呈现出快速增长的势头，之后增幅逐年下降，在运行到第11年以后增长率低于1%。这个结果与专家的研究结论比较吻合。也就是说，个人账户虽然能够提高个人的医疗费用意识，但其积累功能却相当有限，且个人账户积累基金只能分担今后医疗费用的极少部分。况且，由于个人账户的管理成本很高，而且部分基金不能用于当期消费，也降低了现行医疗保险的整体保障能力。因此，需要对医疗保险个人账户重新评价和定位。

（3）医疗保险管理机制没有对不规范的医疗服务和不合理的费用增长产生根本性的控制作用。尽管基本医疗保险在制度上设计了一系列针对医疗机构的约束措施，如制定药品目录、诊疗项目和医疗服务设施标准，明确定点医院和定点零售药店，实行医疗费用结算标准，以及设立统筹基金的“起付线”、“封顶线”等，但在医疗保险管理机构和医疗服务机构的博弈中，后者总是“赢家”。从各地实践来看，住院医疗费用的增速趋缓，但影响总费用的住院天数和药品支出却居高不下，而且诊疗费用的上升势头日益加剧。

(4) 医疗保险基金运行承担着越来越大的支付风险。参保人员年龄结构的变化特别是人口老龄化的发展趋势，增加了基金的支出压力；医疗技术进步、需求拉动、疾病谱的变化等因素也在加大基金支出。政府财政还没有像对基本养老保险那样，对基本医疗保险做出“兜底”安排，这就意味着基本医疗保险基金必须自求平衡，一旦收不抵支，参保职工的权益就难以得到保障。

4. 进城农民工的医疗保障问题日益突出

目前，我国每年进城务工经商的农村富余劳动力已经超过1亿人，进入北京、上海、广州等大城市的农民工都在数百万以上。农民工是我国城市化发展，乃至全球经济发展的必然趋势，他们的存在不仅有利于扩大农村就业、增加农民收入，而且成为城市社会经济正常运转与发展的重要力量。但是，绝大多数进城农民工尚未被纳入城镇医疗保障体系之中。

2006年5月12日，随着《深圳市劳务工医疗保险暂行办法》(深府〔2006〕80号）在深圳市政府29次常务会议上通过之后，进城农民工开始有了适合自己的医疗保险办法，深圳成为全中国第一个将农民工纳入医疗保险体系的城市。随着劳动与社会保障部在当年5月16日颁布的《关于开展农民工参加医疗保险专项扩面行动的通知》(劳社厅发〔2006〕11号）的出台，政府有关部门已经在政策层面给出了解决农民工医疗保障问题的指导意见，但是各地政府必须拿出具体的解决办法落实农民工的医疗保险。

5. 社会医疗救助缺乏资金支持

国家明确鼓励发展社会医疗救助，尤其是城镇社会医疗救助。各地结合实际情况也进行了一些有益的探索，如广东省前几年通过立法设立社会医疗救助基金，用于帮助特殊困难人员解决医疗费用问题。上海市出台了《关于加强本市职工医疗互助救助工作的通知》（沪府办发〔2000〕121号）等相关文件，形成以用人单位、政府、社会三方相结合的医疗救助机制，较好地解决了城镇居民中"三无人员"（无生活来源、无劳动能力又无法定赡养或抚养人），以及医疗保险对象中因患特殊大病、个人医疗费用负担过重且影响家庭基本生活的低收入人员的医疗问题。2002年1月1日起，北京市也开始全面实施《北京市城市特困人员医疗救助暂行办法》（京政办发〔2001〕94号），对于低保对象、大病患者、困难企业职工等进行医疗救助。但从全国的总体情况看，由于缺乏资金来源，大部分地区的社会医疗救助还处于探索阶段，城镇困难人群因病致贫、因病返贫现象依然比较普遍。

（二）我们需要什么样的医疗保障系统

要建立一套覆盖全民的基本医疗保障系统，我们必须立足于国情，走有中国特色的改革和发展道路，同时还要借鉴其他国家的先进经验，洋为中用。新型医疗保障制度的建立，首先应当以实现"人人享有基本医疗保障"为目标，针对不同人群的医疗保障需求，设计出一套保障制度多模式、保障方式多样化、保障水平多层次的医疗保障系统。

自2006年中期开始，关于新型医疗保障制度改革的呼声越来越高，而且在社会上引起很大的反响和众多的期待。由于这项改革涉及到不同的政府部门，而改革的受益对象为广大人民群众，所以政府有关部门对医疗卫生改革方案的推出慎之又慎，而且一再推迟。最早公布说在2006年底拿出一个方案，结果到了2007年3月"两会"期间，卫生部部长高强关于"医改方案一定会走民主程序，甚至搞网上公示，但这次两会上不可能看到这个方案"的解释，并未得到老百姓的认同，目前的官方说法是在2007年6月底前拿出六套医改方案，并征求广大人民群众的意见。

从本质上讲，医疗保障制度属于国民收入再分配的范畴，在医疗资源稀缺的前提下，其目标定位要尽可能体现社会福利最大化原则。因此，建立医疗保障系统的目的是通过再分配，在努力实现社会福利改进的同时，既要兼顾为不同收入的社会成员提供公平享有医疗福利的机会，又要考虑医疗卫生资源的稀缺性。在我国目前的国情下，要完全满足所有社会成员的各种医疗需求相当困难，因此，应遵循社会福利最大化原则将有限的资源进行合理配置。

本书认为医疗保障系统的建立不宜过于复杂，但是在政府财力和人民群众经济实力都不是很强的前提下，可以借鉴美国的经验，建立一套多项医疗保障制度并存的医疗保障系统。政府免费提供所有的公共卫生服务，并采用政府直接提供和购买服务相结合的方式加以实现。至于医疗保障，由于健康存在个体差异，不宜采用“一刀切”的方式提供医疗保障。笔者认为医疗保障系统可以包括以下四种医疗保障制度。

1. 以家庭为单位参保的城镇职工医疗保险

这种医疗保险制度主要针对已就业人群及其未成年子女和离退休人员，保费由雇主和雇员根据一定的比例负担，属于强制性医疗保险，可以覆盖基本门诊医疗和住院费用。政府应将按规定标准缴纳的保费纳入免征单位和个人所得税的范畴，以此鼓励雇主和个人参与社会医疗保险。

该保险受益人群还应包括非全日制职工、个体工商户和自由职业者等以灵活形式就业的人员及其家属，他们的医疗保险应由社会保障机构统一管理，通过在社会保障机构建立医疗保险账号（可与公民身份证号一致）的方式，按规定每月自动从银行划转或直接到社会保障机构指定的银行缴纳保费，自行缴纳的规定标准内的保费也应纳入免征其个人所得税的范畴，之后便可享受社会医疗保险的相关待遇。

2. 政府医疗保险

这是一个主要由中央政府和地方政府合作设立的医疗保险制度，受惠人群包括已成年的在校学生、城市待业人员、低保对象及其未成年家属等。2005 年 3 月，国务院办公厅曾转发民政部、卫生部、劳动保障部、财政部《关于建立城市医疗救助制度试点工作的意见》（国办发〔2005〕10 号），提出从 2005 年开始，用两年时间在各省、自治区、直辖市的部分县（市、区）进行试点，之后再用 2—3 年在全国建立起管理制度化、操作规范化的城市医疗救助制度。城市医疗救助的对象主要是低保对象中未参加城镇职工基本医疗保险人员，或已参加城镇职工基本医疗保险但个人负担仍然较重的人员和当地政府认定的其他特殊困难群众。

笔者认为，除上述低保人群以外，还应包括已成年的脱产在读学生（如大专、本科、硕士、博士）和未找到工作或者工资收入低于社会保障线的城镇适龄青年。原则上，政府医疗保险只为他们提供免费的基本门诊医疗保险和低收费的大病统筹住院保险，采用专门的医疗卡，在指定的公立医疗卫生体系内接受医疗服务。

从健康经济学的角度看，无收入和低收入人群医疗消费的边际效用最高，向这部分人提供必要的政府医疗保险，具有很强的“正外部效应”。通过对各国医疗保障制度体系的研究，也可以发现绝大多数国家都把社会医疗救助制度作为医疗保障体系中最基本的制度，即使在实行国家健康服务保障制度的英国和全民医疗保险制度的德国，政府对贫困人群和老人也都有特殊的政策。在医疗保障高度市场化、政府承担责任相对较少的美国，政府的主要责任也放在承担对弱势群体和老人的医疗救助方面。

3. 各种互助医疗保险

在校学生或者在职职工还可以选择参加互助医疗保险，比如大病统筹、住院费用或者专项疾病等，如现有的儿童互助保险、女职工互助保险等，其保险内容主要针对同类人群中某些特定疾病进行互助式保险。这是对其他医疗保险制度的一种补充，可以由符合特定条件的人群自由选择是否参保。应鼓励社会或民间资金设立各种慈善基金会，如嫣然天使基金等，通过各种医疗互助形式，扩大社会医疗保险的筹资渠道。

4. 商业医疗保险

由商业保险公司根据已有的社会保险市场，提供更加灵活多样的商业保险产品，从而满足多层次的医疗保障和医疗服务需求。

（三）需要说明的问题

对于政府医疗保险中的低保人群和社会救助人群，可以在其享受低保或社会救助期间，按照不同年龄段，将政府核定的医疗保险基本费用放在特殊的医疗卡内，并且规定费用的使用范畴，包括允许寻求医疗服务的医疗机构和药品供应等。一旦这部分人实现了就业，无论是受雇于他人还是自主创业，均应将其纳入城镇职工医疗保险体系，从而更好地体现公平原则。

政府医疗保险的资金来源应以财政拨款为主，社会捐助、福利彩票收入也可以作为资金来源的渠道。

第二节　国内的医疗服务提供体系

一、国内的医院及其分类

建国以来，我国医疗卫生事业在保护人民健康，提高民族素质方面做出了显著的成绩。但是，随着社会主义市场经济体制的逐步建立和发展，传统的单一计划经济体制下的医院管理体制和运行模式已经不适应新形势的发展，原先计划经济体制下强调增加医院的服务能力，结果导致卫生资源分配不均，造成在某些地区机构重叠、庞大，资源利用率不高，而在另外一些地区则缺医少药的状况。

此外，医疗服务价格补偿机制不健全，医院为了自身的生存和发展，出现了诱导需求和开大处方等不良行为，导致医疗费用过快增长。近年来，有关医院宏观管理的要求越来越多。一般来说，医院宏观管理包括许多内容，本书只选取与研究主题相关的医院分级管理、区域卫生规划和医院资源配置、医疗服务价格管理、医疗机构分类管理等内容加以介绍。

（一）医院分级管理

所谓医院分级管理是20世纪80年代后期提出的一个比较系统的现代医院管理体系。它运用现代科学管理和医院管理理论，依据医院的功能和任务，将医院划分为不同的级别，并在此基础上，根据医院的服务质量、管理水平、技术能力、医德医风等，对不同级别的医院实行标准有别、要求不同的标准化管理与目标管理，从而优化医疗服务系统的整体结构，增强其服务功能。

根据地区内各种医院不同的功能和任务，划分不同的级别。从医院支持和参与初级卫生保健的观点来看，医院必须具备医疗、预防、保健和康复四项基本功能。按照医院的规模，可以将医院分为大型医院或医学中心、中型医院、小型医院等。另外一种分类方式是从基层医院逐级往上，依次为一、二、三级医院，共三级10等。三级医院要求病床数在500张以上，二级医院不少于100张床，一级医院的病床数要在20张以上。另外，根据医院的建设和发展，又将三级医院分为特、甲、乙、丙四个等次，二级和一级医院各分为甲、乙、丙三个等次。①

卫生部颁发的《医院分级管理办法（试行草案）》（卫医字

---

① 冯文、崔涛编：《医院管理学》，北京：北京大学医学出版社2003年版，第3页。

〔1989〕25号）规定：一级医院是直接向一定人口的社区提供预防、医疗、保健、康复服务的基层医院、卫生院；二级医院是向多个社区提供综合医疗卫生服务和承担一定教学、科研任务的地区性医院；三级医院是向几个地区提供高水平专科性医疗卫生服务和执行高等教学、科研任务的区域性以上医院。

（二）区域卫生规划和医院资源配置

区域卫生规划是指在一定地域范围内，根据自然生态环境、社会经济发展、人群疾病负担、主要卫生问题和卫生服务需求等因素，确定区域内的卫生发展目标、模式、规模和速度，统筹计划，合理配置卫生资源，改善和提高区域内卫生服务的质量和效率，向全体居民提供公平、有效的卫生服务的一种管理思想和计划方法。①

区域卫生规划必须与地区经济发展相适应，与社会发展的各个方面相协调，区域卫生规划应服从地区的总体发展规划并为其服务。在实行二级政府、三级管理的体制下，省、市以下的地区政府均有权规划地区医疗机构的设置和布局。在区域卫生规划中，必然涉及到对现有医疗机构的调整，一部分医院要合并、撤销与改制，同时还关系到人员的安排和处理，所有这些都增加了工作难度。从这个意义上讲，区域卫生规划的制订不可能由卫生行政部门独立进行，需要当地政府及有关部门的参与和组织协调。

（三）医疗服务价格管理

我国的医疗服务价格是由国家有关部门按照分工管理权限和审批程序有计划制定的，未经主管机关批准，不能随意调整或浮动价格。由于我国的医疗服务价格实行的是不包含折旧及工资在内的非成本价格，随着价格改革的不断深入，医疗服务价格并未进行相应的调整，使得医疗服务价格不能反映其真实价值。近年来，有关建

① 曹建文主编：《现代医院管理》，上海：复旦大学出版社2003年版，第3页。

立合理医疗价格形成机制，改革不协调价格管理体制的问题，已经引起越来越多的关注和讨论。从当前医疗价格改革与管理的实践来看，还存在以下几个方面的问题：

1. 人们比较欠缺健康意识和卫生费用意识

这样的提法可能会引起不必要的误解，因为绝大多数人都认为医疗费用太高了。其实，这里所说的健康意识是从另一个角度阐述卫生费用的观念问题，由于人们健康意识薄弱所引致的卫生费用意识滞后，使得医疗卫生消费支出结构不合理。具体表现为人们并不舍得在健康方面进行投资，所以对医疗价格调整的接受能力较差，这可能成为医疗价格改革的障碍。

2. 与国民经济发展水平和群众经济承受能力不相适应

改革开放以来，随着国民经济的迅速发展，群众对医疗卫生服务的需求日益增长，社会经济的综合发展要求卫生事业与之协调同步发展。从全国各地医疗价格改革的实践来看，多数地方对医疗价格进行了调整，但仍然难以按照医疗卫生服务的成本收费。医疗服务价格的扭曲导致医院不得不采用“以药养医”的政策，以维持医院的经营发展。

3. 医疗成本核算制度和方法不到位

医疗成本是医疗服务收费定价的主要依据之一，由于缺乏适当的成本核算制度和方法，对于医疗服务的成本核算工作始终难以开展。物价和卫生部门在确定医疗收费标准时，应当根据成本数据进行定价，但因缺乏系统性的成本资料，医疗服务价格低于成本的差异无法反映出来，价格调整的依据也不充分，因此，物价和卫生部门对现行医疗价格如何进行改革很难做出正确的决策。这样下去不利于成本控制与分析，并最终影响医疗服务的整体效率。

4. 医疗服务价格管理机制和运行机制不健全

确定合理的医疗服务价格，将其控制在人们的经济承受范围之内，是保证全体国民平等享有基本医疗保健服务的重要内容。从当前的医疗服务价格管理体制来看，省级以上的物价、卫生、财政部门都拥有医疗产品与服务的定价权，多头管理的局面不利于医疗服务价格体系的建立与监督，这是未来医疗服务价格改革时必须考虑的问题。

（四）医疗机构分类管理

2000年2月，国务院办公厅转发了国务院体制改革办公室等八部门制定的《关于城镇医药卫生体制改革的指导意见》（国办发〔2000〕16号），提出建立新的医疗机构分类管理制度，将医疗机构分为营利性和非营利性两类进行管理。在《关于城镇医疗机构分类管理的实施意见》（卫医发〔2000〕233号）中规定，现有医疗机构性质的划分应遵循以下原则：自愿选择和政府核定相结合；非营利性医疗机构在我国医疗服务体系中占主体和主导地位。

上述划分方式基本沿用部分国家对医院的划分，即把医院分成两大类：非营利性医院和营利性医院。但是在美国，医院却被细分为政府医院、非营利性医院和营利性医院三大类，政府医院即为非营利性的公立医院。而非营利性医院则专指由非政府出资的，不以营利为目的的医院。

医院的产权制度则是完全不同的概念。所谓产权（Property rights），是指人们对自己拥有的资源行使权力的能力[①]。严格定义下的医院产权通常仅指医院的法人产权，医院产权制度专指医院的法人产权制度，也就是与现代企业制度相匹配的现代医院制度[②]。

目前，我国客观上存在着不同性质、不同类型的医院。在我国的多元化医院产权结构中，主要包括国有国营、国有民营、股份制、股份合作制、中外合资合作制、城镇个体诊所等多种形式。而

① N. Gregory Mankiw：《经济学原理》（原书第三版），北京：机械工业出版社2003年版，第197页。

② 周良荣：《聚焦卫生改革》，北京：中国社会科学出版社2003年版，第97页。

美国营利性医院的产权结构一般包括股份制、合伙制或个人独资等。美国医院的所有制情况及其比例大致如下：25%为政府医院、60%左右为非营利性医院、其余15%属于营利性医院[①]。图4-1所反映的是美国医院的营利性质与产权结构之间的关系。

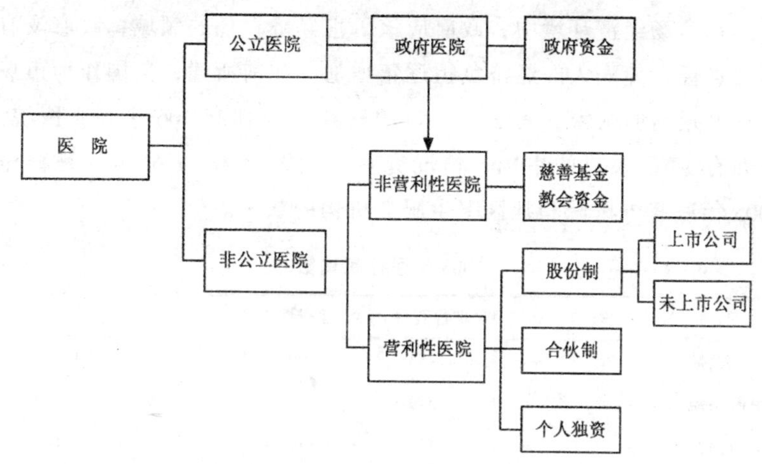

图4-1　美国医院的营利性质与产权结构之间的关系

根据2005年中国卫生事业发展情况统计公报，2005年末，全国卫生机构总数29.9万个，比上年增加1457个。全国注册医疗机构（不含村卫生室）29.0万个，其中：非营利性医疗机构13.2万个，营利性医疗机构15.6万个。医疗机构中：医院18703个，社区卫生服务中心（站）1.7万个，农村乡镇卫生院4.1万个，诊所、医务室、卫生所等20.15万个[②]。

（五）我国医疗服务体系运行中存在的问题

简单地说，我国医疗服务体系运行过程中存在的问题主要是没

① 杜乐勋、张文鸣、张大伟：《中国医疗卫生产业发展报告No.1》，北京：社会科学文献出版社2004年版，第353页。

② 数据来源：卫生部网站，“2005年中国卫生事业发展情况统计公报”。但是，其中并未注明另外2000个医疗机构的性质。

有正确有效地发挥政府主导作用，与此同时，市场机制的作用也没有得到合理发挥。前者是主要原因，后者是派生的次要原因。具体来说，表现在以下两方面。

1. 医疗卫生资源分配的市场失灵

在市场经济环境中，政府应该承担经济责任的领域，政府没有尽到责任，使病人的经济负担逐年增加。如前所述，美国作为市场化程度很高的国家，其2亿人口的联邦政府拥有106家公立医院。而拥有13亿人口的中国，情况究竟如何？表4－1显示的是截至2005年底我国医院和社区卫生服务机构的状况。

表4－1　　2005年医疗机构数

名　　称	非营利性	营利性	其　他	合　计
综合医院	11253	1690	39	12982
中医医院	2379	238	3	2620
中西医结合医院	118	76		194
民族医院	181	14		195
专科医院	1721	944	17	2682
护理院	21	9		30
医院合计	15673	2971	59	18703
社区卫生服务中心	982	22	378	1382
社区卫生服务站	13524	2092	130	15746
社区卫生服务机构合计	14506	2114	508	17128

数据来源：《2006中国卫生统计年鉴》。

由于卫生资源总量的缺乏和分布结构的不合理，再加上我国的医疗保障体制很不完善，政府对卫生领域的投入占比呈逐年下降之势。如1986年，中国各级政府财政的卫生拨款为122.23亿元，占当年中国卫生总费用的38.69%。2004年，中国卫生总费用7590.29亿元，按照1986年的比例，财政拨款应该是2936.68亿元，实际只有1293.58亿元，卫生部门为政府节省了1643.1亿元。卫生部门的钱从哪里来呢？其实是从病人那里收来的，2004年，人均卫生费用583.9元，个人分担53.6%，平均313元。因为医疗机构无法得到政府拨款，于是被承诺“不能给钱给政策”，即药费可以按照进价加成15%的比例后销售给病人；对于医疗设备检查收费，则采取老技术老价格，新技术新定价的价格管理办法，导致医疗机构无论大小和级别，竞相购买新型医疗设备，并采取过度检查的方式增加收入。看病贵由此可见一斑。

2. 医疗卫生市场监管的政府失灵

在市场经济中政府应当承担宏观调控责任的领域，政府也没有负起责任。政府要在医疗市场上发挥主导作用，应当借鉴管理化保健的思路。相比较而言，我国的医疗市场是一个没有管理和监控的医疗市场。

据美国加州大学的HMO专家Luft教授研究，管理化保健其实是中国人发明的，后来传到美国西海岸，最后在英国生根、发芽、结果。在美国，HMO后来逐渐发展成为优先提供者组织（Preferred Provider Organization，PPO）。实际上其原型就是我国的公费医疗医院和劳保医疗医院，换句话说，我国的公费医疗制度和劳保医疗制度一直遵循着“管理化保健”的思想。国有企事业单位的医务室、卫生所或者企业医院，均承担过医疗消费权益保护者和医疗费用守门人的职能，医疗服务体系改革后，类似的职能应当由谁来承担呢？倘若不能解决这个问题，那么一个缺乏医疗消费者权益保护者和医疗费用守门人的医疗市场，仍然是一个医疗费用失控和医疗纠纷失控的无序市场。第三章介绍过的英国、德国、美国、挪威等世界发达国家，尚且注重发挥社区卫生服务和全科医师的作用，使其担当医疗消费者权益保护者和医疗费用守门人的角色，我国是否应该学习国外的先进经验，充分发挥社区卫生服务和全科医师们的作用呢？当然，前提是政府必须首先明确自己在医疗服务市场中的角色和地位。

二、国内社区卫生服务

据记载，我国最早以社区形式组织的公共卫生服务出现于1925年9月[①]，由协和医院与当时的北平市政府京师警察厅达成协议，在东城的“内一区”联合开办北平市第一卫生事务所。该所最初管辖人口为5万人，随着影响的扩大，示范区人口也随之增多，最终稳定在10万人左右。第一卫生事务所服务的对象是整个示范区的10万居民。协和医学院的学生通过在这里实践学习了人口生命统计、环境卫生、工厂卫生、学校卫生、妇幼卫生和预防接种等方面的知识和技能，同时解决居民各个时期可能出现的疾病预防和保健问题。

朝阳门社区卫生服务中心成立于1968年，是解放后北京市最早的社区卫生服务中心，辖1.26平方公里的社区面积，42600个户籍人口，50000左右的流动人口。30多年来，医院名称几经变化，从最初的瑞金医院到后来的街道卫生院，再到现在的社区卫生服务中心。[②]

尽管我国在20世纪60年代即已出现社区卫生服务中心的名称，但是并未形成具有规模效应的服务体系。而最近的有关社区卫生服务体系的研究，则是从中共中央、国务院1997年发布《关于卫生改革与发展的决定》（中发〔1997〕3号）开始，又被重新提出来的。该《决定》要求改革城市医疗卫生服务体系，积极发展社区卫生服务，逐步形成功能合理、方便群众的卫生服务网络。

发展城市社区卫生服务是建立城镇职工基本医疗保险制度的重要基础，也是我国医疗卫生体制改革的重要组成部分。1999年，卫生部等10部委联合下发了《关于发展城市社区卫生服务的若干

---

① 董炳琨等著：《老协和》，保定：河北大学出版社2004年版，第219页。

② 毕磊：“首家社区医院举步维艰”，《京华时报》2006年3月8日。

意见》(卫基妇发〔1999〕326号),更加明确地指出我国社区卫生服务的定义、性质和任务,有力地推动了我国社区卫生服务的建设和发展,对于我国社区卫生服务工作的普及和规范,起到重要的指导作用。

经过几年的有序发展,我国的社区卫生机构在数量上有了比较大的发展。表4-2反映的是2002—2005年间,我国社区卫生机构的数量及其按经济类型划分的变化情况。

表4-2 社区卫生机构的发展状况

卫生机构	年份	合计	按经济类型分				
			国有	集体	联营	私营	其他
社区卫生服务中心	2002	692	457	229	1	2	3
	2003	753	487	252	2	10	2
	2004	1128	705	390	3	24	6
	2005	1382	848	462	4	44	24
社区卫生服务站	2002	7519	2234	3672	832	566	215
	2003	9348	2597	4398	893	689	771
	2004	13025	3056	5855	1180	1507	1427
	2005	15746	3771	7110	1210	2087	1568

资料来源:根据《2003—2006中国卫生统计年鉴》整理。

从表4-2中数据可见,在2002—2005年这四年时间里,我国的社区卫生服务中心和社区卫生服务站在数量上均增加了一倍左右。在社区卫生服务中心里,国有和集体性质的占绝大多数,而社区卫生服务站的经营性质则呈现出百花齐放的局面,为我国进一步开展以社区卫生服务作为提供基本卫生保健的手段,打下了良好的基础,也积累了必要的经验。

尽管社区卫生服务机构的发展状况表现良好,但地区间社区卫生服务机构的发展仍然呈现出极度不平衡的状况。表4-3反映的是2002—2005年间我国各个地区社区卫生服务机构的发展状况,其中的数据主要根据2003—2006年的中国卫生统计年鉴整理。或许是统计口径的问题，期间有些数据与表4-2中的对应内容不相符合。

表4-3　　各地区社区卫生服务机构发展状况

地区	社区卫生服务中心				社区卫生服务站			
	2002	2003	2004	2005	2002	2003	2004	2005
总计	442	474	700	876	7519	9348	13025	15746
华北地区	67	65	69	63	1241	1364	1730	1744
北京	27	28	28	28	5	6	14	85
天津	1		1	1	157	151	151	143
河北	1		6		499	602	781	726
山西	22	22	24	23	319	346	367	380
内蒙古	16	15	10	11	261	259	417	410
东北地区	62	103	109	115	1187	1448	1963	2479
辽宁	60	98	103	106	179	255	381	434
吉林	2	2	2	3	884	1071	1439	1884
黑龙江		3	4	6	124	122	143	161
华东地区	191	178	264	352	3465	3948	6302	7610
上海	100	99	106	123	1	6	50	58
江苏	3	3	62	103	1175	1452	2135	2505
浙江	56	56	64	63	804	1206	1806	2279
安徽	3	4	11	11	180	169	440	624
福建	12	14	18	41	386	325	359	348
江西	1		2	7	25	64	145	267
山东	16	2	1	4	894	726	1367	1529
华南地区	27	30	117	173	854	1749	1786	2119
河南			3	4	188	599	578	654
湖北	8	6	60	88	338	424	505	577

续表

地　区	社区卫生服务中心				社区卫生服务站			
	2002	2003	2004	2005	2002	2003	2004	2005
湖　南	15	12	33	45	96	252	165	228
广　东	3	11	19	35	193	336	355	452
广　西	1	1	1		22	125	142	156
海　南			1	1	17	13	41	52
西南地区	63	68	100	130	427	471	527	724
重　庆		5	4	3	49	53	63	77
四　川	43	35	53	60	196	211	211	335
贵　州	11	9	19	36	75	75	116	165
云　南	9	19	24	31	98	123	129	131
西　藏					9	9	8	16
西北地区	32	30	41	43	345	368	717	1070
陕　西	1			1	113	120	195	414
甘　肃	4	5	22	24	52	56	146	171
青　海	7	2	1	1	49	53	117	178
宁　夏		1			54	71	67	69
新　疆	20	22	18	17	77	68	192	238

从地区发展状况来看，华东地区居于领先地位，其次分别为东北、华南、华北、西北和西南，尽管数据存在一定出入，但是仍然能够反映出社区卫生服务既与当地的经济发展水平有关，也与各地区文化意识密切相关的特点。社区卫生服务作为一种比较新兴的基本医疗服务形式，老百姓在多大程度上能够接受这种形式，恐怕是相对比较缓慢的过程。笔者曾经在北京、上海、青岛等地，在社区卫生服务中心（站）里就此问题随机询问过医护人员和就诊病人，能够明显感觉到不同地区的人们在思想观念和行为方式上的差异，这一点必将影响社区卫生服务在全国范围内的开展情况。

事实上，从这些年的实际运作来看，社区卫生服务体系的作用仍然没有得到充分发挥。因此，自2005年底开始，政府相关部门分别组织专家学者进行医疗卫生改革方面的座谈与讨论，并得到许多宝贵意见。

经多方努力，新一轮的以城镇社区卫生服务为主要内容的医疗卫生体制改革，在国务院《关于发展城市社区卫生服务的指导意见》（国发〔2006〕10号）出台之后，再次踏上改革之路。为了给社区卫生服务体系的建立与发展提供必要的政策保障，相关部委或单独或联合颁发了一系列文件，如《关于加强城市社区卫生人才队伍建设的指导意见》(国人部发〔2006〕69号)、《关于城市社区卫生服务补助政策的意见》(财社〔2006〕61号)、《关于城市社区卫生服务机构设置和编制标准的指导意见》（中央编办发〔2006〕96号）等。根据上述文件或通知精神，全国各地也分别进行有关社区卫生服务的实践与探索，部分省市已经在社区卫生服务方面取得了一定的经验。

例如，从2007年开始，天津市、区政府将城区社区公共卫生服务补助的筹资标准由5万元/万服务人口提高到不低于10万元/万服务人口，市、区两级财政和市卫生局按3:6:1比例分担，区级政府承担主要责任。多数城区社区卫生服务机构无偿为居民提供18项公共卫生服务，由政府按照统一标准购买。和平区、塘沽区社区的此项补助经费提高到30万—35万元/万服务人口，增加了多个公共卫生服务免费项目。

又如，安徽省合肥市根据“科学规划，合理布局，优化配置，方便居民”的原则，由区财政、卫生、民政等部门联合对现有卫生资源进行整合，依托现有的基层医疗机构，在区域卫生规划、社区卫生服务机构设置规划指导下，建立健全社区卫生服务网络。到2005年底为止，已建成11个社区卫生服务中心和31个社区卫生服务站，基本形成了以社区卫生服务中心（站）为主体的社区卫生服务网络；建立了双向转诊制度，做到“小病不出站，大病进医院，康复回社区”，较好地满足了社区居民群众的需求。

如前所述，在西方发达国家，政府为人民提供的医疗卫生保健服务通常包括三大部分：第一，综合性医院提供的专科化服务；第二，主要由全科医生提供的全科医疗服务；第三，社区卫生服务。而社区卫生服务是由当地政府投入资金、由当地卫生部门负责管理、由公共卫生服务团队负责实施、针对社区全体居民的福利型卫生保健服务。公共卫生服务团队通常以公共卫生人员为核心，由医生、营养师、护士、药剂师、心理咨询师、社会工作者、志愿者以及公共卫生行政管理人员、政府工作人员等组成。社区卫生服务是政府根据当地的经济发展水平，因地制宜为社区全体居民提供的最基本的卫生保健服务，体现了政府对维护人民健康的责任，反映了“健康是基本人权”的以人为本的理念。

同国外的社区卫生服务相比，我国的社区卫生服务具有中国特色。简单地说，我国目前的社区卫生服务有以下特点：第一，适应中国的经济发展水平，不是完全的福利型；第二，将专科医疗、全科医疗与社区卫生服务有机地结合在一起，并以全科医生为核心，形成结构健全、功能合理、分工合作的社区医疗服务体系；第三，逐步把社区卫生服务与城镇职工基本医疗保险制度结合在一起；第四，把社区卫生服务与初级卫生保健、群众性卫生运动结合在一起；第五，将社区卫生服务纳入政府的社会经济发展规划和社区发展规划之中，成为社区建设的重要组成部分。

基于我国社区卫生服务的上述特点，笔者认为社区卫生服务应该接受政府部门的指导以及必要的财政支持，且不以营利为目的，这种服务方式应该是有效而又经济的。根据我国国民未来的健康发展趋势，社区卫生服务应在提高国民健康水平、完善医疗保障制度、改进卫生服务方式等方面产生重要作用。

第三节 国内医疗服务体系的新型理论模型

本节主要根据国外的经验，并结合我国具体情况，探讨在我国未来的新型医疗保障体系中，如何由政府承担公共卫生服务和基本医疗服务的职责，建立相应的理论模型，并提出通过城市社区卫生服务中心（站），逐步推行“社区基本医疗首诊制”的构想，及其与新型医疗保障制度相配套的服务形式。

2006 年 2 月 24 日，卫生部副部长蒋作君在“全国城市社区卫生工作会议”上提出“构建新型两级城市卫生服务体系”，[①] 即社区卫生服务机构承担常见病的诊疗，对难于在社区诊治的疾病应及时转诊到综合医院、专科医院，而医院收治的住院病人在康复期也要适时转回社区卫生服务机构进行康复和护理。虽然这样的设想基本符合新的改革思路，但笔者认为这将涉及到我国的医院分级管理改革。就目前来看，不能解决“看病难”的问题，反而造成原有的二级医院要么面临经营危机、要么急于升级的尴尬境地，可能造成更大的资源浪费。

一、新型三级公立医疗服务体系

笔者认为，我国可以参考美国对医院是否营利的分类模式，将医院分为公立（政府）医院、非营利性医院和营利性医院三大类，其中公立医院又可以分为中央政府医院（应为三甲医院）和地方政府医院（二级以上医院）。

根据《关于城镇医疗机构分类管理的实施意见》（卫医发

① 全国城市社区卫生工作会议发言材料，http://www.moh.gov.cn，2006 年 3 月 23 日。

〔2000〕233号)，非营利性医疗机构是指为社会公众利益服务而设立和运营的医疗机构，不以营利为目的，其收入用于弥补医疗服务成本，实际运营中的收支结余只能用于自身的发展，如改善医疗条件、引进技术、开展新的医疗服务项目等。而营利性医疗机构是指医疗服务所得收益可用于投资者经济回报的医疗机构。营利性医院可以实行多元化的医院产权结构，包括股份制、股份合作制、中外合资合作制、城镇个体诊所等多种形式。上述分类标准和医院性质应在医院的指定位置挂牌，明确告知社会大众，以便实现全社会对医疗机构的监督。

（一）公立医疗服务体系的建立

借鉴挪威的分级医疗和管理体制，在城市公立医院体系内，通过三级医疗机构提供相应的公共卫生服务和医疗服务。即在重新核定的基础之上，保留现有的三级医院（省级医院）、二级（市级医院）性质，取消一级医院。原来的一级医院（包括企事业单位医院)，要么按照相应的标准改建成社区卫生服务中心（站)，要么被二级或三级医院兼并后，单列成为医院相应科室的诊疗地点。如北京市展览路医院作为人民医院骨伤科门诊兼病房的模式等。

当然，在关、停、并、转各级医疗机构的过程中，作为公立医院系统的医院，应统一由各地的政府相关部门与卫生部门出面协调，根据区域卫生规划逐步进行医院改革，在2—3年时间内，形成真正意义上的公立医院体系。也就是说，这些公立医院完全是由政府出资的，主要面向政府医疗保险受益人群提供公共卫生服务和医疗服务的医疗机构。

财政部门每年拨付给医院的资金数额，可以由几部分组成。根据医院的级别和规模，核定卫生技术人员的数量，并根据职称核定工资标准由政府财政发放；日常管理费用根据现有医院的相关数据进行核定，原则上采用实报实销方式，但应规定上限；卫生技术人员的奖金由医院提供的医疗服务人次来决定。这些公立医院还要为已加入新型农村合作医疗的农民工提供医疗服务，以及急诊服务等(政府相关部门应根据急诊病人的医疗保险性质，确定对医疗机构的补偿金额)。

所有公立医院提供的基本医疗或其他医疗服务，应由政府价格管理部门根据成本进行定价，而且政府医疗保险的受益人群，必须严格按照三级医疗机构的转诊体制实行双向转诊，其中社区卫生服务机构的任务包括普及预防保健知识、建立居民健康档案，以及承担发现流行病、慢性病的部分责任。二级医疗机构主要承担治疗社区卫生机构转诊过来的各种病人，以及部分医学研究任务或者项目。作为最高级别的医疗机构，三级医院应面向一个或几个地区，主要负责承接疑难杂症患者，以及二级医疗机构难以实行的手术，还有各种各样的高等学校教学、科研和实习基地。

图 4－2 所表示的是公立医院服务体系中的服务内容、体系结构以及双向转诊的实现方式。

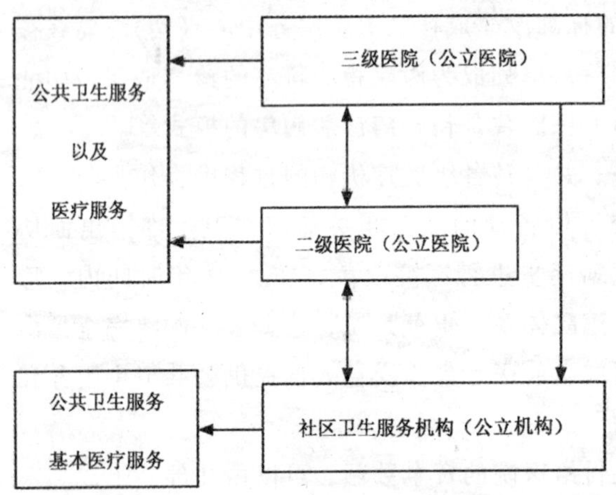

说明：

1. 政府医疗保险人群必须严格按照三级医疗机构体系，由低向高逐级转诊。

2. 非政府医疗保险人群可以在公立医院体系内就诊，但是也必须严格执行三级转诊制度，不得越级。

3. 公立医院的收费价格由政府相关部门制定，应设置上限。原则上，公立医院优先为政府医疗保险人群提供服务。

图 4－2 公立医疗服务体系

（二）公立医疗服务体系的运行

所有病人，如需进入公立医疗体系看病（享受政府医疗保险的病人，必须由公立医疗系统提供服务，以便有效控制医疗费用），应当首先进入社区卫生服务机构选择全科医生预约就诊，由全科医生决定是否需要转入上一级医院。复诊时，如果病情有所好转，直接在社区卫生服务机构或药房根据医生处方取药。而病人的（术后）康复治疗，应在规定时间内转回社区卫生服务机构，从而控制医疗成本。

1. 基本医疗服务

具体来说，居民应就近选择一家社区卫生服务机构登记注册，一旦患病应首先选择到网络内的任何一家社区卫生服务机构就医，否则不予报销或提高起付金额（急诊除外），社区卫生服务机构治不了的病，依次转诊到相应的二级医院，如果二级医院也无法解决这个问题，再转送到三级医院。

在社区卫生服务机构就诊时，患者支付相应的挂号费。为鼓励病人在社区卫生服务机构看病，挂号费应低于二、三级医院，以成本价支付检查费（费用标准由医疗专家委员会和价格部门核定），以进价支付药费，从而享受政府规定的基本医疗服务。政府医疗保险人群可以免挂号费和检查费（根据“特殊卡”确认）。至于城镇职工医疗保险的患者，可以采用与二、三级医院起付点和自付比例大幅度降低的方式，鼓励病人在社区卫生服务机构就医。商业保险则由相应的保险合同条款自行规定。

所谓政府规定的基本医疗服务，就是由各地方政府有关部门制定出全民基本健康保障的医疗服务目录（如公共物品、准公共物品和私人物品项目等），以确定这一计划所覆盖的范围，对药品供应和检查内容等进行说明或限制。对于各类人群在基本医疗保障服务目录中的服务项目，按照不同的自付比例享受医疗补贴。商业保险由相应的保险合同条款自行规定。

为保证三级公立医疗体系的有效运转，在各级医疗机构之间采用双向转诊和控制成本的激励机制，如按人头实行费用包干的预付制度，鼓励医疗机构加强成本意识。同时，还应鼓励社区卫生服务机构与二级和（或）三级医院垂直整合，建立公立医疗服务集团。政府的财政支出主要包括三方面：公共卫生服务、社区卫生服务机构的建设和运营成本、上级医院的医疗服务等。

2. 公共卫生服务

在公立医疗服务体系中，所有的公立医院均应提供公共卫生服务。居民持卡免费（限次数）享受公共卫生服务，而医院则根据其所提供的公共卫生服务的人次数，定期获得政府拨付的款项。原则上，居民享受公共卫生服务时，应以社区卫生服务机构作为主要场所。但是政府必须以社区卫生服务机构承担的实际工作量，拨付居民公共卫生服务经费。

二、新型多样化的医疗服务体系

所谓多样化的医疗服务体系，是指除了建立必要的公立医疗服务体系之外，其他各级各类医疗机构，可以建立多样化的所有制结构，以便为不同需求的病患提供相应的医疗服务。

简单来说，政府对于符合条件的社会医疗机构，无论是营利性机构还是非营利性机构，应严格执行医疗服务市场准入制度，但绝不能因噎废食，以“去市场化”为理由拒绝民间（或国际）资本进入医疗服务市场。2007 年 3 月 18 日，卫生部部长高强在“2007 中国发展高层论坛”上向全世界呼吁，欢迎国际资本进入中国医疗服务市场。这些非公立医疗机构主要提供各类医疗服务，并按照中国的法律法规经营。

（一）非公立医疗服务体系

非公立医疗机构应积极与城镇职工医疗保险机构，以及各种互助保险和商业保险机构签约，以便获得相应的市场份额。非公立医疗服务体系主要提供医疗服务，对于公共卫生服务，政府可以通过购买服务的方式寻求医疗机构的协助。非公立医疗服务体系的结构参见图 4－3。

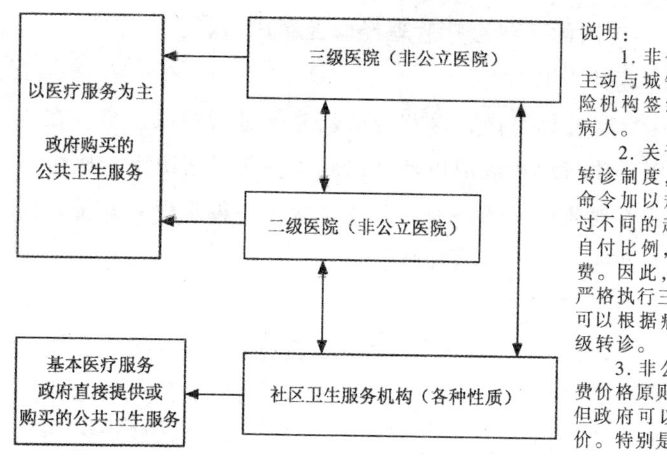

说明：

1. 非公立医院必须主动与城镇职工医疗保险机构签约，以便获得病人。

2. 关于各类病人的转诊制度，不是由行政命令加以规定，而是通过不同的起付线和病人自付比例，引导病人消费。因此，其转诊不必严格执行三级转诊制度，可以根据病人的意愿跨级转诊。

3. 非公立医院的收费价格原则上自行决定，但政府可以规定最高限价。特别是药品价格。

图 4－3　非公立医疗服务体系

在二、三级医院的所有制关系中，既有各级政府开办的公立医院，又有多种所有制结构的非公立医院，所以在医疗服务价格管理方面，应遵循政府干预和市场调节相结合的原则。由于公立医院的医疗服务价格受到政府干预，因此公立医院的存在对医疗服务价格具有一定的导向作用。但是对于非公立医院，特别是营利性医院，不宜调控其医疗服务价格，而应把定价权交给市场，让那些购买商业医疗保险或者自费就医的人，不必长时间等待住院或手术，直接进入非公立医院，如此下来，还可以从另一个侧面提高公立医院的工作效率。

（二）对新型医疗服务体系的几点建议

1. 医院建设应符合区域卫生规划

二、三级医院既有专科医院，也有综合医院，但是其设立应尽可能符合区域卫生规划。原则上，国家要在各大主要城市控制几所教学医院，以它们为中心，向周围地区提供疑难杂症的治疗与研究。教学医院的选择应优先考虑目前已经建立的医院，如果必要，还可以通过各级各类医院的资源整合建立医疗集团。教学研究型医院的主要资金由国家提供，包括工资、研究经费等，当然医院也可以通过治疗病人收取费用（基本医疗由国家定价，特殊医疗由市场定价)，可借鉴美国的某些医疗管理经验控制成本。

2. 医药分家势在必行

在公立医疗服务体系内，医和药必须分开进行管理，至少在会计账表上分别单独列示，取消以药补医政策。一般情况下，医生负责开处方，病人到药房抓药。如果公立医院中不得不设立药房，则不应以盈利为目的，政府应当加强监管。

3. 以市场化手段降低运行成本

公立医疗机构(特别是社区卫生服务中心)必须通过政府集中采购的方式向社会公开招标购买药品,在条件允许的前提下,可以采用B2B电子商务交易实现网上政府采购[①],尽可能达到降低成本和消除腐败的目的。对于非公立医疗机构,特别是营利性医疗机构,原则上应由市场决定其医疗服务价格,政府不宜干涉过多。但是,政府必须严格审批营利性医院和药房的资质,并加强对营利性医疗机构的监督管理。在鼓励社会(国际)资本进入医疗服务行业的同时,还应为这些资金提供与政府资金公平参与医疗服务市场的机会,惟其如此,才有可能在实现公平的前提下,提高整个行业的运行效率。

4. 公立医院必须承担社会责任

公立医疗机构还应承担其必要的社会责任，比如难以落实资金来源的医疗急救和农民工在城市就业时的医疗需求等。至于加入农村合作医疗制度的人员就医问题，应建议各地加强对医疗卫生资源的合理配置和对当地患者的健康意识培养和基本医疗教育，使农村人口的医疗问题尽可能在当地解决，使得医疗卫生资源能够得到充分发挥和有效利用。当然，这一切需要我们在拥有合理的城市医疗保障制度和医疗服务提供体系的同时，还拥有面向农村的医疗合作制度和医疗服务提供体系。

---

① 林琼：“电子政务环境下的网上政府采购”，《预算会计与管理》2003 年第 4 期，第 24—25 页。

第五章　我国的城市社区卫生服务体系

要讨论城市社区卫生服务体系，离不开城市社区服务这个大环境，尽管两者之间并非简单的行政隶属关系。

1887年开始，“社区”的概念被正式提出并逐步渗透到人们的日常生活中。而目前所使用的“社区”这个中文词，应归功于我国著名社会学家费孝通先生，他在20世纪30年代初把community翻译成“社区”，并凸现其“以地区为范围，人们成为在地缘基础上结成的互助合作群体，并用来区别在血缘基础上形成的互助合作亲属群体[①]”的特点，这一特点对于社区服务，乃至社区卫生服务的开展至关重要。

随着社区概念的推广，社区服务在世界各主要发达国家逐渐发展起来，并成为公共服务的重要形式。本章首先介绍社区服务所包含的基本内容和提供形式，然后谈及与社区卫生服务相关的内容及其存在的主要问题，最后讨论社区卫生服务体系的构建。

① 于雷、史铁尔主编：《社区建设理论与实务》，北京：中国轻工业出版社2006年版，第5页。

第一节　城市社区服务

一、社区服务简述

城市社区服务是一项正在蓬勃发展的事业。我国社区服务的出现最初是由于居民对福利服务的需求远远超出了政府的提供能力，在不断挖掘社会服务潜能从而弥补政府提供服务不足的社会大背景下形成的。随着我国经济和社会的发展，社区服务的对象和内容也在不断扩大与延伸。服务对象由以前的孤、残、病、贫、优抚人员发展到以上述人群为重点的全体社区居民。社区服务的内容也由照顾特殊人群需要的简单项目，发展到尽可能满足所有社区居民多种类型和各个层次需要的服务项目。

自 20 世纪 80 年代初社区服务兴起以来，特别是从 80 年代中期民政部倡导发展社区服务之后，社区服务的发展速度非常快，服务对象的范围不断扩大，社区服务的内容也在发生变化。根据服务对象的不同，我国的社区服务内容可分为社区福利服务和社区便民利民服务两大类①。显然，社区服务具备了公共服务的诸多特点。

一类是面向特殊群体的社会福利服务主要包括：社区老年服务、社区未成年人服务、社区残疾人服务、社区优抚对象服务和社区特困家庭服务等。另一类面向全体社区居民的便民利民服务，主要包括一般家居生活服务、社区环境综合治理服务、社区医疗卫生服务等。

针对上述两大类社区服务，可以采用的服务形式包括：(1) 从

① 刘静林主编：《社区服务》，北京：中国劳动社会保障出版社 2005 年版，第16—18 页。

社区服务调查到评估的“一条龙”服务；(2) 无偿服务、低偿服务和有偿服务相结合的方法；(3) 机构服务和上门服务相结合的方法；(4) 社会工作方法。就目前来看，社区医疗卫生服务可以采用 (2) 和 (3) 两种服务形式。

二、公共服务的配置机制

根据乔治·亚罗夫（George Yarrow）的观点，不同组织提供公共服务的方式不尽相同，不同的配置机制适用于相关的公共服务。具体来说，这些配置机制有以下三种形式：非市场化的、半市场化的和市场化的[①]。

非市场化的配置机制是根据需要而不是根据“支付能力”来确定的。公共服务的资金一般来源于税收，而资金的分配可以根据“内部价”核算的产出加以确定。半市场化的配置机制则根据公共服务收费的补贴价格来确定。为了保证更多的人享受到公共服务，部分资金可以用国家补助的方式来提供。市场化的配置机制一般通过市场机制加以实现。

通常情况下，“非市场”配置机制是公共部门提供公共服务时最常见的方式，而“市场”机制却是由私人部门提供公共服务时很常见的方式。但是，这两者之间的关系并非一成不变的。公共部门组织可以用市场方法获得资金，而非公共部门（含营利性机构和非营利性机构）也可以采用合同或非合同的方式从政府（或政府部门）获得相应的资金支持（如政府采用购买服务方式时所签订的合同）。

---

① 乔治·亚罗夫：《公共服务供给的政府监管》，载《比较》第 16 辑，北京：中信出版社 2005 年版，第 145 页。

三、政府购买社区服务

所谓政府（或政府部门）购买服务就是政府通过资金支付或政策优惠，采用招标、委托等形式，同企事业单位、非营利性机构或自然人签订合同，使之服务于人民群众的公共服务[①]。政府购买服务适用于社区服务的某些项目。

政府购买社区服务是公共服务提供的重要形式。许多国家，包括联合国也广泛采用购买服务的方式。20世纪70年代，美国政府从营利性机构和非营利性机构购买的社会服务已占全社会服务的35%，现在则达到60%以上。1979年，英国也开始鼓励把卫生保健和社区照顾纳入政府购买服务的范畴，并引入市场竞争机制，实行“委托制”或“契约制”，把社区服务移交给私营机构和志愿者组织，政府提供财力、物力和政策支持。

现在，许多国家执行的政策是只要服务机构热心为社区提供服务，并且不以营利为目的，就可以得到政府的资助。当然，所有资助必须经过权威评估机构的评估，而且要完全、公开、透明，并接受社会和居民的监督。

第二节　城市社区卫生服务

我国的城市社区卫生服务，作为公共服务的重要组成部分，与一般的社区服务相比具有特殊性。

社区卫生服务是政府实行一定福利政策的社会公益事业的体现，积极推进社区卫生服务是政府的重要职责，各级政府要切实加

---

① 王先胜编著：《城市社区服务综论》，北京：中国社会出版社2005年版，第146—147页。

强对社区卫生服务的领导。

社区卫生服务是城市医疗卫生服务体系的基础，应当在区域卫生规划的指导下，充分发挥现有基层卫生机构的作用，引入竞争机制，逐步建立健全结构适宜、功能完善、规模适度、布局合理、有效经济的社区卫生服务体系，使社区居民最终能拥有自己的全科医师或家庭医生。

一、医疗卫生服务的类型

医疗卫生服务可分为三类：基本医疗服务、非基本医疗服务和特需医疗服务。

（一）基本医疗服务

基本医疗服务是指政府根据医疗卫生资源状况、集体和个人经济承受能力以及国家在一定历史时期内的财政实力，为人民提供的广覆盖低成本的医疗服务。设定基本医疗服务的目的，不是尽可能压缩医疗服务的项目或群众对医疗卫生服务的需求，而是在国家、集体和个人经济承受能力的许可范围内，尽可能地满足全体居民对医疗卫生服务的需求。

基本医疗服务的内容和范围不是恒定的，而应随着经济发展和收入水平的变化不断调整。各个国家和地区的经济发展水平不同，基本医疗服务的内容也会有所差别。随着经济发展和群众收入水平的提高，基本医疗服务的水平也在不断提高，其服务范围将会逐步扩大。

然而基本医疗服务是否属于公共物品，应根据市场条件的变化，决定其“公共”程度①。如私人资本通常不愿在边远地区建立医院，那里的医院及其工作人员必须由政府投资建立和配备，具有

① Thomas E. Getzen. Health Economics: Fundamentals and Flow of Funds. John Wiley & Sons, Inc. 1997: 340.

公共物品的特性。但是，在许多经济比较发达，人口相对众多的地区，基本医疗服务更接近准公共物品甚至私人物品，因此可以由政府、非营利性机构或者营利性机构提供相应的服务。换句话说，基本医疗服务究竟是公共物品、准公共物品还是私人物品，应当因时因地因人而异，更应根据各个国家或地区的经济发展水平来制定。

（二）非基本医疗服务

这是指为非正常原因造成的疾病或伤害所提供的医疗服务。例如，由于企业劳动环境和条件影响所造成的职业病、工伤、意外伤害、交通事故、飞机失事、轮船事故造成的伤害等。此类医疗服务无法纳入基本医疗服务范畴。

（三）特需医疗服务

指求医者根据自身的健康需要和经济条件，要求医生或医院提供的非必需医疗服务，这是人们出于关心自身健康对医疗卫生服务提出的特殊要求。特需医疗服务的特点往往表现在地点、时间、方式、条件等方面的特殊性。例如，专家门诊、点名手术、特约上门治疗、院外护理、特殊检查、豪华病房、整形美容等。特需医疗服务不是根据医疗的必需，而是根据个人愿望和支付能力提供的，主要是为少数人提供的服务项目。

二、城市社区卫生服务的内容

一般认为，社区卫生服务的对象应当是社区中的全体居民，包括健康出现问题的人和身心健康的人、已就诊的患者和未就诊的患者。社区卫生服务的重点对象是妇女、儿童、老年人、慢性病患者、残疾人和精神病患者等①。社区卫生服务以个人健康为中心，以家庭为单位，以社区为范围，以预防为导向，以满足个人及其家庭的基本卫生服务需求为目的，以提高社区全体居民的健康水平和

① 何宪平主编：《社区卫生服务》，北京：高等教育出版社 2005 年版，第 2 页。

生活质量为最终目标。

在确定了城市社区卫生服务的对象之后，如何确定社区卫生服务的内容（或项目）至关重要。为了更好地确定城市社区卫生服务的内容，我们借鉴国内外已经形成的一些服务项目经验，结合我国的城市特点，并参考目前正在某些城市试行的社区卫生服务契约模式，从中找出城市社区卫生服务体系的建设脉络。

（一）国外社区卫生服务内容概述

西方发达国家或地区的社区卫生服务内容比较广泛，而澳大利亚、美国等国家是按照项目方式实施其服务内容的。以澳大利亚社区卫生服务内容为例，主要包括以下项目：

儿童家庭保健：包括家长教育、促进儿童正常发育和行为的建议（营养膳食等）、孕产妇访视、妇女子宫检查、儿童体检、免疫接种、青春期保健、儿童健康评估等。

社区康复：包括为老人或残疾人在购买、使用或租用康复设备时提供咨询、职业治疗、心理治疗、语言康复、神经治疗、矫正训练、教育和团队工作等。

家庭护理和临终关怀：包括家庭护理、康复和支持服务等。

学校卫生：包括听力、语言、视力监测、入学体检等。

急性病后期社区保健：包括健康评估、普通和专门的护理、家庭照顾、健康监测和支持等。

健康教育和健康促进：主要通过医务人员和媒体开展健康知识和健康促进活动。

精神卫生和心理治疗：通过心理医生开展社区范围内的精神病预防和治疗。

慢性病防治：包括肿瘤、心血管病等常见慢性病的防治。

老年人日间照顾和替代服务：在一些日间中心开展老年人照顾，包括防止意外伤害等服务。

其他：包括特殊人群（如吸毒人群、特困人群）的服务等。

同澳大利亚类似，美国的社区卫生服务项目主要包括老年人保健、康复、咨询、随访、评估、精神卫生、孕产妇儿童保健、营养卫生、预防免疫等。当然，在社区卫生服务的提供方式上，不同国家之间也有差异，相关内容请参见第三章第二节。

（二）我国社区卫生服务的内容

根据《城市社区卫生服务机构设置和编制标准指导意见》（中央编办发〔2006〕96号）中关于职能配置的有关内容，社区卫生服务机构以社区、家庭和居民为服务对象，主要承担疾病预防等公共卫生服务和一般常见病、多发病的基本医疗服务。对危急重病、疑难病症治疗等，应交由综合性医院或专科医院承担。

具体来说，社区卫生服务机构的主要职责包括：

社区预防：社区卫生诊断，传染病疫情报告和监测，预防接种，结核病、艾滋病等重大传染病预防，常见传染病防治，地方病、寄生虫病防治，健康档案管理，爱国卫生指导等。

社区保健：妇女保健，儿童保健，老年保健等。

社区医疗：一般常见病、多发病的诊疗，社区现场救护，慢性病筛查和重点慢性病病例管理，精神病患者管理，转诊服务等。

社区康复：残疾康复，疾病恢复期康复，家庭和社区康复训练指导等。

社区健康教育：卫生知识普及，个体和群体的健康管理，重点人群与重点场所健康教育，宣传健康行为和生活方式等。

社区计划生育：计划生育技术服务与咨询指导，发放避孕药具等。

显然，我国对社区卫生服务机构的职责划分比较宏观，不利于实际工作的开展，有必要借鉴国外的管理方式，将其中的内容分解为各种项目，同时规定相关项目的性质，比如是公共物品、还是准公共物品或者私人物品，更确切地说，应明确各个项目究竟是免费的还是收费的。事实上，卫生部等10部委《关于发展城市社区卫生服务若干意见》中也明确指出："要规范社区卫生服务项目的名称、服务内容，合理规定社区卫生服务的收费标准，促进社区卫生服务的发展。"

一般来说，可以由各地卫生主管部门协同财政部门、物价管理部门和社会保障部门，并组织社区卫生服务机构的相关人员，针对不同的服务项目，根据当地的实际情况，决定其是否收费项目。如果为收费项目，还需要制定出相应的费用标准以及如何实施等具体内容。应当说，这是一项非常庞杂但很重要的工作，如果完成得好，对社区卫生服务工作具有积极的推动作用；倘若完成得不好，除了不利于社区卫生服务工作的顺利开展以外，还将极大地影响社区卫生从业人员的工作热情。

三、城市社区卫生服务框架

我国地域辽阔、人口众多，各地社会文化背景和经济发展水平不均衡，用统一的模式开展社区卫生服务确实很难。但是，社区卫生服务的基本框架应趋于一致，可以考虑由以下四大要素构成，即综合规划管理、医疗保险制度、社区网络建设和全科医生服务。

（一）综合规划管理

通过各地卫生部门的统一部署，以区域卫生规划为背景，合理配置和利用卫生资源，使医疗预防保健机构布局合理、功能健全、规模适当，防止医疗市场混乱局面的发生。政府的政策支持尤为重要，即国家或卫生行政部门制定相应的政策，如投资政策、社会保障政策、费用报销政策、消费引导政策、经费补偿政策、社区人群就医福利政策以及医护人员职称晋升政策等。

建立利益共同体是社区卫生服务必不可少的"运行机制"。应按区域卫生规划在医疗机构与社区卫生服务机构之间建立分工合作、协调发展、利益和风险共担的联合体，做到资源共享、双向转诊、服务大众、方便社区，防止医疗机构各自为政，开辟社区居民健康的“绿色通道”，减少不合理的检查和治疗，降低医疗费用，真正落实以预防为主的卫生工作方针。

综合管理还应包括对医疗市场的控制与管理、建立医疗保险与保障制度、社区卫生服务网络的建设和全科医生（护士）的培训等管理内容。

（二）医疗保险制度

目前，我国医疗保险体制的总体运行情况还比较正常，但在保险基金的投入、使用、控制和管理等方面仍然存在问题。为了更好地进行这项管理工作，应从以下几方面入手：

1. 全科医生首诊

控制好患者的就医行为，建立全科医生首诊和转诊制度，使患者、医生和医疗机构“默契配合”。

2. 防治协调工作

管理好全科医生的服务行为，要以预防为主，以物理检查为辅，做到合理检查、早期诊断、适宜用药和恰当治疗。

3. 合理配置资源

配置好医疗资源，避免医疗机构和社区卫生服务机构重复投资和建设，达到资源共享之目的。

4. 完善“双向转诊”

建立“双向转诊”制度，使患者能够得到经济实惠的连续性和综合性服务，确保社区居民健康的“绿色通道”之畅通。

（三）社区网络建设

在信息技术快速发展的今天，网络建设可以为社区卫生服务提供方便。社区卫生服务网络建设的重点主要体现在两个方面：一是将各级医疗机构、社区卫生服务机构和医疗保险机构连成网络，以便共同管理，提高效率。二是为社区居民建立有效的“健康档案”，并将其与上述网络联网，方便、快捷地为人民群众做好预防保健和防病治病工作。

如北京市东城区利用计算机技术和信息技术，建立居民健康档案、社区公共卫生预警和社区卫生工作评价等管理信息系统，已先期为高血压、糖尿病、脑卒中、冠心病、肿瘤等慢性病患者和老年人、残疾人、儿童、低保人员发放了居民健康卡，该卡具备电子凭证、信息存储、查询、交易支付等功能，受惠群众持卡在区内的社区卫生服务机构或医院就诊，均可通过读卡器知晓自己的病情及有关情况，而且可在社区卫生服务机构享受低于医院10%—20%的药价、免收挂号费和诊疗费等优惠。

（四）全科医生服务

全科医学（General medicine）是20世纪60年代末在北美兴起的一门以人为中心，以维护和促进健康为目标，向个人、家庭和社区提供连续、综合、便捷的基本卫生服务的新型医学学科。经过近半个世纪的发展和完善，全科医学已逐渐形成了自身独特的医学观、方法论以及学科体系，弥补了高度专科化的生物医学模式之不足，真正实现了医学模式的转变。全科医学自20世纪80年代后期引入我国后，引起了卫生行政部门和基层医务工作者的极大兴趣和高度重视，为我国基层社区卫生服务的开展起到积极的推动作用。

四、城市社区卫生服务的提供

城市社区卫生服务的提供必须依托现有的基层卫生机构，建立以社区卫生服务中心（站）为主体，其他医疗卫生机构为补充的服务场所。

社区卫生服务中心和社区卫生服务站，应根据当地规划和群众需求设置。社区卫生服务中心一般以街道办事处所辖范围设置，可由原一、二级医院（或卫生院）及其他基层医疗卫生机构改造而成。对于特殊形式的社区，也可灵活设置服务中心个数，原则上以不高于国家标准的服务人口进行设置。社区卫生服务中心服务区域范围较大的，还可下设社区卫生服务站。社区卫生服务人员主要由全科医师、护士等有关卫生技术和管理人员组成，还应包括预防保健人员、药剂人员、检验人员等。

值得一提的是社区卫生服务契约。作为一种新型的社区卫生服务筹资和管理形式，社区卫生服务契约管理是以契约的建立为出发点，通过建立持续良好的医患关系服务于社区居民。简单来说，它是由社区卫生服务的需求方或第三方向供给方预付一定的费用，购买未来一定时间内的医疗预防保健等卫生服务，以契约形式明确各方的权利和义务。[①]

从社区卫生服务模式角度看，我国目前的社区卫生服务契约与西方发达国家的家庭医生服务比较类似，正在部分地区试行。根据现有的资料统计，已实行社区卫生服务契约的地区主要包括：江苏省盐城市、无锡市、昆山市，浙江全省，天津市滨海3区，云南省昆明市等遍及全国17个省（直辖市）的多个城市（区），并取得了一定的经验。2006年11月，北京市右安门外医院在全市范围内，率先试点社区卫生服务“契约式管理”。该医院与翠林小区居民签订协议，在半年内免费为居民建立个人健康档案，24小时接受签约病人的电话咨询。

通过社区卫生服务契约，每个居民都可以找到相对固定的健康监护人，健康问题得到了及时的指导和矫正，基本医疗问题也可以在社区内甚至家里得到初步解决。目前这项服务收费比较低，但服务质量一点不差，大大减轻了居民个人和单位的经济负担。比如天津市红桥区为全科医生配备BP机，科室内有专线电话，居委会卫生站有预约登记本。24小时提供社区卫生服务，无节假日休息日，随叫随到，尤其解决了老年病人的实际问题。而北京的“契约式管理”规定，社区卫生服务站的每名全科医师至少管理其服务社区内

---

① 周指明主编：《社区卫生服务契约研究》，北京：科学出版社2004年版，第2页。

的 3000 名居民，并和一名社区护士、一名防保医师组成团队，共同为签订管理合同的居民提供医疗、预防、保健、计划生育指导、康复、健康教育等服务，合同至少为半年，到期时如患者不满意该医生的服务可选择其他全科医生。

作为社区卫生服务提供的新型模式，社区卫生服务契约的签订使得社区卫生服务人员可以通过医疗服务提高其业务技能，社区卫生服务机构也能从中找到合适的发展契机。对于政府来说，能否将社区卫生服务契约纳入居民的基本医疗保险以及如何实施，势必决定这种服务模式的未来发展。

五、城市社区卫生服务面临的主要问题

城市社区卫生服务听起来简单，实际上却是比较复杂的综合性服务。就拿社区居民的医疗管理问题来说，在户口制度仍然实行的今天，许多城市由于连续多年的开发与建设，人户分离现象极为严重，如何为社区居民提供可持续的公共卫生和基本医疗服务，并实现社区卫生服务机构与上级医疗机构之间的双向转诊，已成为急待解决的重要问题。另外，社区卫生服务机构的经费来源及其管理，也是社区卫生从业人员非常关心的问题。笔者在北京和青岛总共走访了 4 家社区卫生服务中心和 7 家社区卫生服务站，通过与全科医生和机构负责人的交谈，可以发现一些共性的问题。因此，以下内容主要围绕共性问题进行讨论。

（一）社区居民的医疗管理问题

如前所述，由于存在人户分离，对于社区卫生服务体系建设要求中提到的“城市居民步行 15—20 分钟可及社区卫生服务”，便带来较大的管理问题。具体来说，主要表现在以下两个方面。

1. 关于居民健康档案

社区卫生服务的对象主要是社区居民，而且是长期居住在某社区的居民。目前的问题是，在某个社区常住的一般是中老年人，以

治疗常见病和慢性病为主的社区医疗，确实是理想的卫生服务形式。但是，对于那些年轻的在职人员，如何吸引他们到社区首诊，目前还存在很大困难。虽然这些人的患病比例相对较低，但是如果他们有病仍然还是直接到二级以上医院就诊的话，那么既不能缓解大医院人满为患的矛盾，又可能对社区卫生服务机构的资源造成一定的浪费，同时不利于健康档案的建立与使用，难以发挥社区医疗在预防、保健和健康教育等方面的积极作用。

另外，在指定的社区卫生服务机构建立健康档案，却不能在其他社区卫生服务机构及其上级医疗机构调用这些健康档案，同样不利于社区卫生服务机构发挥健康档案的作用。暂且不论健康档案重复建立中存在的资源浪费，仅就信息共享的有效性和连续性而言，健康档案的作用难以发挥，影响了财政投入的方式，使得财政投入的效果也不理想。

2. 关于双向转诊及医院合作

本书讨论的医疗服务体系中既包括公立医疗服务体系也包括非公立医疗服务体系。公立医疗服务体系中的所有医疗机构在为政府医疗保险受益人提供服务时，全部由政府拨款，所以政府有权决定社区卫生服务中心及其转诊的上级医疗机构，以及双向转诊的各项规定。但是，社区卫生服务中心同样担负着城镇职工医疗保险受益人群的基本医疗，而这些医保患者选择二级以上医疗机构时，不能只提供惟一指定的医院，而应在医疗保险规定的医疗机构范围之内，使医保患者享有自由选择上级医疗机构的权利。笔者在某社区卫生服务中心访谈时，发现该中心被指定与某二级医院作为上下级转诊医院，姑且不谈如何实现双向转诊，仅就这项规定而言，必将失去很多医保患者前来就诊。而且这样也不利于在公平的基础之上，达到医疗机构之间通过竞争提高其服务效率的目的。

(二) 社区卫生服务机构的经费及其管理

在访谈过程中，社区卫生从业人员所关心的问题主要包括工资待遇、药品管理的补偿方式、公共卫生服务的经费补偿等，当然还包括如何开展私人服务项目及其经费管理问题。

1. 工资待遇

相比较自身素质的提高，社区卫生从业人员更关心工资待遇的落实情况。对于目前跟大医院的医护人员之间的收入存在的巨大差距，他们的整体感觉比较失落。当然，许多人表示如果能够享受公务员或者事业单位人员待遇，工资低一点也可以接受。特别是在取消了药品价格加成的补贴政策之后，潜在的收入降低预期必将影响他们的工作积极性，不利于社区卫生服务工作的顺利开展。

2. 药品管理的补偿方式

由于药品曾经为医疗机构带来过很大的利润，所以药品价格及其相关的政策变化，势必影响社区卫生从业人员的收入。随着越来越多药品的降价，特别是在社区卫生服务机构中实行药品的"零差价"政策以后，几乎所有的社区卫生服务机构都需要重新适应改革后的经营环境。

笔者认为，药品不同于普通商品，在备货、领取和日常管理过程中需要专门的药剂人员负责。但是，在《城市社区卫生服务机构设置和编制标准指导意见》中，没有提到药剂人员的编制，社区卫生服务机构必须自行解决药剂人员的工资待遇问题。在取消药品差价的同时，如何解决这项经费来源，与社区卫生从业人员所关心的实际问题密切相关。

3. 公共卫生服务资金的管理

公共卫生服务经费本应由政府进行必要的财政投入，但是如何投入却是值得探讨的。由于我们前面提到的人户分离现象，社区卫生服务机构的服务人口数并非一成不变，如果采用补供方的形式，要么容易造成公共卫生服务提供的不足，要么可能是资金的浪费。对于社区卫生服务机构而言，即使每年能够得到相对比较稳定的人口数据，仍然很难提交有关服务资金的预算。或许另一个管理思路是补需方，由社区居民决定资金的使用权。

除了公共卫生服务资金到底是补供方还是补需方之外，究竟哪些公共服务项目应该得到全额补助或者部分补助，目前同样没有明确的划分标准。但是，这种划分具体项目的工作，是与社区卫生服务的具体内容密切相关的，如果能够制定出相应的公共卫生服务项目，并测算出各个项目的大致成本，财政部门便有了补助的依据。

4. 私人服务项目的收费及其管理

一般而言，私人服务项目不涉及财政投入的问题，但可能涉及到是否使用相关的医疗卫生资源。同时，由于社区卫生服务机构接受多方管理，如何制定私人服务项目的收费价格，以及由谁来监管私人服务项目的提供，可能对社区卫生服务机构是否愿意开展私人物品服务产生比较大的影响。

第三节　城市社区卫生服务体系建设

社区卫生服务是医疗卫生服务体系的基础。城市社区卫生服务体系建设要在区域卫生规划的指导下，充分发挥现有基层卫生机构的作用，引进竞争机制，统一规划社区卫生服务机构，逐步建立健全布局合理、功能完善、规模适度的社区卫生服务体系，使社区居民都能拥有自己的全科医生。

一、城市社区卫生服务体系的建设目标

《关于发展城市社区卫生服务若干意见》中明确指出："到2000年，基本完成社区卫生服务的试点和扩大试点工作，部分城市应基本建成社区卫生服务体系的框架；到2005年，各地基本建成社区卫生服务体系的框架，部分城市建成较为完善的社区卫生服务体系；到2010年，在全国范围内，建成较为完善的社区卫生服

务体系，成为卫生服务体系的重要组成部分，使城市居民能够享受到与经济社会发展水平相适应的卫生服务，提高人民健康水平”。

简单来说，城市社区卫生服务体系的建设目标主要是形成两个逐步完善的体系，即政策体系和服务网络体系。

（一）逐步完善社区卫生服务政策体系

2005—2010 年，国家应在各地试点的基础之上，就社区卫生服务体系建设制定出较为完备的方针和政策，各级政府及有关部门则应结合本地实际制定出具体的实施意见，社区卫生服务要纳入城镇经济与社会发展总体规划、区域卫生规划和城镇社区建设总体规划。在实现上述要求的城镇，社区卫生服务的公共财政定额补助政策要逐步落实，同时理顺服务价格体系，把社区基本医疗服务纳入城镇职工基本医疗保险，社区卫生服务设施纳入居住区的建设规划，形成有利于社区卫生服务发展的政策环境。

（二）基本建成社区卫生服务网络体系

城镇卫生资源配置结构应得到有效调整，从而使社区卫生服务机构与区域性医疗、预防、保健机构合理分工的新型城镇卫生服务体系建设取得实质性进展。按照《关于发展城市社区卫生服务若干意见》，到 2005 年，至少有 80% 以上的地级城市基本建成以非营利性医疗机构为主导，以具有综合功能的社区卫生服务机构为主体，其他中西医基层医疗卫生机构为补充，多种形式的社区卫生服务网络；至少有 35% 的县级城市形成适合本地实际的城镇社区卫生服务网络。在实现上述要求的地、县级以上城市，以街道办事处为单位，70% 的居民从住所步行 15 分钟以内，可以到达社区卫生服务中心（站），并可以通过电话、计算机网络等通讯手段方便地进行联系。

二、新型社区卫生服务体系的构成

一个完善的社区卫生服务体系，其“硬件”环境应包括以中心医院为核心，连接众多社区基层站点的网络系统（包括家庭终端），最好包括面向家庭的病人疾病检查与治疗装置等。其“软件”环境则应尽可能利用各种医学资源，包括病人信息库、专家知识库、医学信号与图像处理程序库、疾病分类与诊断专家系统、医药市场信息等[①]。

(一) 社区卫生服务的管理模式

目前，为了解决人户分离的矛盾，应逐步推行医疗保险卡，通过卡识别系统区分不同性质的就诊患者，使所有就诊人员可以在最近的社区卫生服务机构注册，但不只限于在该注册的社区卫生服务机构就诊。

笔者认为，比较理想的社区卫生服务管理模式如图 5-1 所示，即社区卫生服务中心可以被理解为的网络化管理的基本医疗服务中心和信息中心，通过逐步推行电子健康档案和电子病历，使得社区居民可以在整个社区卫生服务网络之内，就近选择社区卫生服务机构或者全科医生。这样，既可以真正达到为患者提供就医方便的目

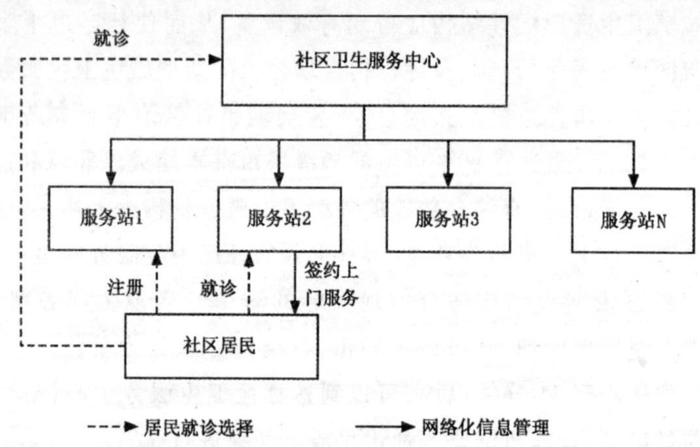

图 5-1 网络化信息管理的社区卫生服务中心

① 王晓霞、张玲主编：《城市社区卫生服务与社区建设》，天津：天津社会科学院出版社 2003 年版，第 54 页。

的，又有助于在社区卫生服务机构和医护人员之间形成必要的竞争，提高其业务素质和工作效率。

当然，在具体实施社区卫生服务管理的时候，各地可以因地制宜，采用适当的方式建立其社区卫生服务体系。比如，北京市东城区建立新型社区卫生服务体系的思路如下：将社区卫生服务系统从医院医疗服务系统中分离出来并相对独立，该服务体系包括一个社区卫生服务管理中心，并在已经实行网格化城市管理的基础上，运用网格划分方法，合理、均衡地分布社区卫生服务机构，在全区10个街道、126个社区、1593个管理网格中，设置45个社区卫生服务中心（站）和81个全科医生工作室，居民步行10分钟左右即可获得卫生服务。每个社区配备2名全科医生、1名预防保健人员和1名社区护士，实行全科医生家庭责任制，使全科医生成为居民健康的“守门人”。社区卫生服务管理中心负责日常的内部运行，管理全区社区卫生服务机构的人员、业务、财务和资产，实行收支两条线，统一采购、配送药品和医用耗材等。

（二）多样化的双向转诊体系

图5－2反映的是社区卫生服务机构与上级医疗机构之间的双向转诊关系。社区卫生服务中心与上级医院之间的双向转诊问题，应区分公立医疗服务体系和非公立医疗服务体系。在公立医疗服务体系里，应事先为政府医疗保险受益人指定转诊医院，而且采用“按病种付费”（具体内容请参见第七章第二节）等成本控制方法，避免政府资金的无谓浪费。对于城镇职工医疗保险和商业保险的受益人，应由社区卫生服务中心与地区内多家医院签订双向转诊协议，一方面给医保患者更多的选择，鼓励医保患者到社区卫生服务机构首诊；另一方面又可以实现上级医院之间的竞争，提高医疗服务效率。

社区卫生服务机构作为病人首选的就诊地点，应起到“守门人”的作用。对于需要转诊的病人，由社区卫生服务机构的全科医

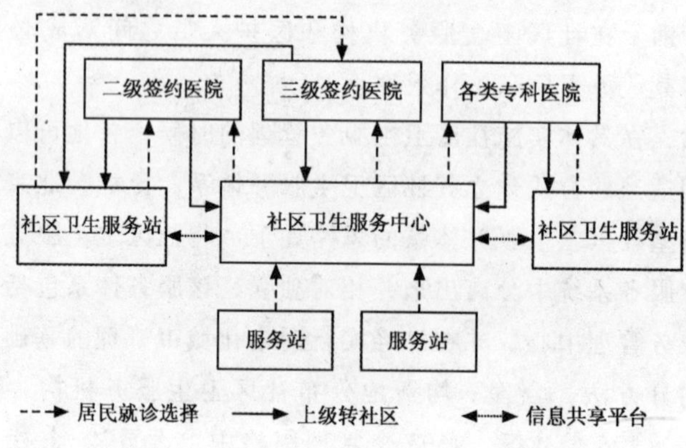

图 5－2　作为守门人的社区卫生服务机构

生开具转诊单，病人再去上级医疗机构做进一步的检查和诊治。但是，社区卫生服务机构与上级医疗机构之间的关系，不应由政府有关部门简单地进行“拉郎配”，而应给予它们双向选择的权力。只有遵循“两相情愿”的原则，社区卫生服务机构与上级医疗机构之间才有可能签订双方互利互惠的条款。

三、社区卫生服务体系的建设要求

以满足城市居民分别步行 15—20 分钟之内可及社区卫生服务为目的，根据服务人口规模、人口密度、地域环境和社区类型等，合理确定社区卫生服务机构的类别与数量。原则上每个街道办事处应至少设一所社区卫生服务中心，服务人口规模或服务半径过大的，可增设服务中心或下设社区卫生服务站。社区卫生服务站接受社区卫生服务中心的一体化业务管理。

重新规划设置的社区卫生服务中心（站），主要以现有政府举办的社区卫生服务中心（站）改扩建而成，部分可由国有企、事业单位所属的医疗卫生机构进行转型或改造。新建、改扩建居民住宅区应遵循各地《城市新建改建居住区公共服务设施配套建设指标》和社区卫生服务中心（站）规划设置要求预留用房和安排建设，由地方政府保障无偿或低偿提供给社区卫生服务中心（站）使用。

社区卫生服务中心（站）的设置要与各地的卫生事业改革与发展规划相衔接，立足于调整现有卫生资源。统筹安排各类卫生资源的增量配置和存量结构的调整，将不同举办主体、不同系统、不同隶属关系的卫生机构纳入社区卫生统一规划建设之中，以避免重复建设和资源浪费。积极推进部分中、小型国有医院转制为社区卫生服务机构。

社区卫生服务中心（站）的房屋、人员、设备、药品按各地《城市社区卫生服务准入管理办法》和《社区卫生服务中心基本建设标准》的规定，以及社区卫生服务功能、居民需求进行配置，并能满足基层完成疾病预防控制和应对突发公共卫生事件的需要。

以广东省为例。2003 年，广东省卫生厅下发关于城市社区卫生服务机构建设实行准入制的有关规定。要求各级政府的卫生部门要首先做好辖区内社区卫生服务机构的规划；制定并向社会公布社区卫生机构建设的准入条件；根据规划，公布辖区内拟建社区卫生机构的数量、分布及相关资料；确定社区卫生机构建设的基本标准和要求，包括场地建设、设备设施配备、医疗卫生业务的开展，公共卫生服务的职能任务等；接受准入招投标的程序和办法。经过卫生部门主持的社区卫生机构建设招投标程序，中标的单位（或个人）与政府卫生部门签订合同，出资兴建社区卫生机构，经检查验收后投入使用。

已建成、投入使用的社区卫生服务机构，一方面像一般社会医疗卫生机构那样开展医疗卫生服务，按照社会医疗卫生机构进行运作和管理；另一方面，按照合同规定，履行社区公共卫生服务的职能。卫生部门规定社会办的社区卫生服务机构履行公共卫生职能时属于有偿服务。在合同中，社区卫生服务机构承担的公共卫生职能，必须明确服务项目及其标准，政府卫生部门对其履行公共卫生职能的评价、检查方式及经济补偿也是明确规定的。如果就近已有社区医疗卫生机构，不再重复建设，由当地政府的卫生部门与社会医疗卫生机构协商，双方直接签订合同，政府卫生部门委托社会医疗卫生机构承担社区公共卫生服务相关任务。当然，上述服务都是有偿的，双方的权利义务关系均通过合同明文规定，亦即政府卫生部门为社区、社区居民购买公共卫生服务。

四、与社区卫生服务体系建设相关的其他建议

根据本章第二节中提出的城市社区卫生服务存在的主要问题，特别是其中与财政资金投入和使用效率相关的问题，笔者提出以下建议，希望有助于相关问题的解决。

1. 关于人员工资和待遇问题

笔者认为恐怕很难让社区卫生技术人员的收入，在短时期内达到或者超过二级以上医院中卫生技术人员的同等水平。解决这个问题的办法之一，就是尽快建立和实行岗位考核制度，而且应积极兑现。如果只对社区卫生技术人员提出工作要求和考核条件，却不急于兑现对他们的承诺，久而久之，将影响他们的工作积极性。

2. 关于药品管理的补偿方式

可以由政府有关部门根据社区卫生服务机构向患者提供的药品数量，核定药品日常管理的工作量，再按照一定的补贴比例将资金拨付给社区卫生服务机构。

3. 关于公共卫生服务的财政拨款方式

因为公立医疗服务体系内的所有医院均应提供公共卫生服务，且每个居民每年的公共服务费用相对固定，笔者认为要想更加合理而有效地使用这些资金，采用补需方的方式，可能更好地达到公共卫生服务资金的使用目的。但是在具体操作时存在一定的难度，因为很难在年初明确哪些人可能受益。或许可以采用项目管理的方式，由社区卫生服务机构根据本社区的实际情况提出公共卫生服务项目，比如当年应实施常规疫苗接种的种类和数量，按照该项工作

的以往经验，计算其服务提供成本，并分别提交项目预算。项目结束时，根据实际执行情况，由上级卫生部门或者由其指定的独立审计部门审核项目预算的实施结果，然后根据实际提供的服务划拨款项。这样的项目管理方式不可能一蹴而就，因此需要不断总结经验直至找出比较理想的，适合公共卫生服务提供的项目管理模式。

4. 关于私人服务项目

在对公共卫生服务实施项目管理方式的同时，逐步深化私人服务项目改革，如上门出诊、家庭护理、康复治疗等。在开展这些项目之前，必须首先建立健全相关法律法规，为医护人员的上门服务提供法律保障。而在服务价格方面，应由政府制定最高限价，医疗机构在该指导价格之下，根据市场情况自行定价，相关收入归社区医疗机构所有。

由于社区卫生服务机构以非营利性机构为主，且实行收支两条线管理，因此，可以借此测评社区卫生服务机构的收入能力，同时为财政在多大程度上，以何种方式补贴社区卫生服务提供了依据。对社区卫生服务机构而言，如何管理好预算内资金和预算外资金，以及上级主管部门如何监管这些资金的使用，都是需要进一步研讨的问题。

第六章　城市社区卫生服务体系的经济可行性研究

在新的以社区卫生服务为核心的城镇医疗卫生体制改革中，加大财政投入，坚持政府主导是这次改革的大方向。虽然同国外的社区卫生服务相比，我国开展社区卫生服务的时间不长，但也积累了一定的经验。所以，如何加大财政投入，以及如何更加合理地利用社区卫生资源已成为目前讨论的焦点。

本章的研究内容主要集中在以下几方面：一是政府在社区卫生服务中需要投入哪些项目；二是政府如何对社区卫生服务进行投入；三是对财政投入进行匡算；四是讨论财政投入实施过程中可能存在的问题及其对策。

国务院《关于发展城市社区卫生服务的指导意见》（国发〔2006〕10号）中提到，发展社区卫生服务是政府提供公共服务的一项重要职能，各级政府都要承担相应的责任。财政部、国家发展改革委员会、卫生部于2006年7月印发《关于城市社区卫生服务补助政策的意见》，进一步明确了政府对社区卫生服务的补助原则、补助范围及责任划分、补助内容和方式等一系列政策措施。

政府对社区卫生服务的补助范围包括：社区卫生服务机构基本建设、房屋修缮、基本设备配置、人员培训和事业单位养老保险制度建立以前按国家规定离退休人员的费用以及公共卫生服务补助。市辖区和设区的市级政府对社区卫生服务承担主要投入责任，要按社区服务人口安排社区公共卫生服务经费，并安排基本建设、房屋修缮、基本设备配置、人员培训和离退休人员经费等。

第一节 匡算思路与方法

为贯彻落实《国务院关于发展城市社区卫生服务的指导意见》，根据《医疗机构管理条例》，卫生部和国家中医药管理局制定了《城市社区卫生服务中心（站）基本标准》（卫医发〔2006〕240号），并将其作为卫生部1994年颁发的《医疗机构基本标准（试行）》（卫医发〔1994〕30号）的第11部分。本书的附录2是城市社区卫生服务中心的基本标准，附录3则是城市社区卫生服务站的基本标准。

一、匡算思路

本书认为各级财政在社区卫生服务体系中的投入，主要包括对公共服务项目的全部投入和对准公共服务项目的部分投入。常见病和多发病的基本医疗服务，属于准公共服务项目。

随着区域卫生规划的重新确定，各地将在规定区域内建立社区卫生服务中心（或站），从而为社区居民提供公共卫生服务和常见病、多发病的基本医疗服务。本书在测算社区卫生服务机构的经费投入时，将根据该社区卫生服务机构是否属于“新建”予以区分。原则上，在规划区域内已有一级或二级医疗机构的前提下，只要是非营利性医院，笔者都将其作为社区卫生服务机构的备选机构。换句话说，除非在规划的区域内，原本没有合适的一级以上医疗机构，才给予“新建”的评估结果。对于原有医疗机构的房屋使用面积，达不到社区卫生服务机构基本要求的，则给予“扩建”的评价。

具体计算时，把社区卫生服务机构的建设资金和运营资金分别进行测算，比如初期开办费用、机构用房支出、人员工资支出、日常管理费用等。

(一) 初期开办费用

这项费用主要包括两部分，一是新建或扩建社区卫生服务中心和社区卫生服务站的用房支出；二是购买必要的医疗器械和办公用品的支出。由于新建的社区卫生服务中心可以购买或租用已建好的建筑物（必须达到基本房屋面积标准，以便开展社区卫生服务工作），本书拟根据不同地区的平均房价和机构用房的基本使用面积，计算大致的用房支出。另外，必要的医疗器械和办公用品支出，主要根据社区卫生服务中心（站）的基本标准配置进行匡算。

(二) 机构用房支出

一般来说，社区卫生服务中心的业务用房要求条件比较高，如果需要设定床位，面积还必须达到一定的标准，地理位置也应相对固定，为此政府每年需投入必要的维护费用。而社区卫生服务站通常位于规划的社区内，用房面积也不必非常大，所以假设服务站的用房均以租赁为主。具体测算社区卫生服务站的用房时，只考虑租房补贴而不考虑维修费用。

(三) 人员工资支出

根据《城市社区卫生服务机构设置和编制标准指导意见》（中央编办发〔2006〕96号）关于编制配备的有关内容，国家只核定政府举办的社区卫生服务中心的人员编制，非政府举办的社区卫生服务中心和综合性医院、专科医院举办的社区卫生服务站不再核定人员编制。原则上社区卫生服务中心按每万名居民配备2—3名全科医师，1名公共卫生医师（预防保健人员）。每个社区卫生服务中心在医师总编制内配备一定比例的中医类别执业医师。全科医师与护士的比例，目前按1:1的标准配备。其他人员不超过社区卫生服务中心编制总数的5%。

按照现有规划，社区卫生服务站原则上隶属于社区卫生服务中心管理，所以在测算人员工资时，以社区卫生服务中心为核算对象，根据每个中心所管辖的人口数，按照各地规定的编制标准计算人员工资数。本书不考虑社区卫生服务站工作人员的工资额，原因是社区卫生服务中心可以根据各个服务站的实际情况，适当调整服务站的工作人员比例，鼓励业务能力强、服务态度好的医护人员竞争上岗。另外，本书没有单独考虑药剂人员和检验人员的工资额，而是将他们统一划归管理人员。

（四）日常管理费用

分别以社区卫生服务中心和服务站为单位，计算各自的日常管理费用，一般来说，应包括水电费、医用垃圾处理费和办公费用等。

二、计算方法

（一）计算社区卫生服务机构基本医疗部分的投入

1. 社区卫生服务站的费用

（1）新建服务站的初期开办费用（根据站的配置标准进行测算，包括基本设备的配置）

（2）房屋租金 = 月平均租金 × 12

（3）日常管理费用 = 月平均支出 × 12

2. 社区卫生服务中心的费用

（1）新建服务中心的初期开办费用（根据中心的配置标准进行测算，包括基本设备的配置）

（2）人员工资 = 月平均工资 × 核定人数 × 12

（3）日常管理费用 = 月平均支出 × 12

3. 社区卫生服务机构总费用（初始投入和后续投入）

将上述两项费用，分别与规划中的社区卫生服务中心和服务站的数量进行计算，可估算出该区域规划内所有社区卫生服务机构的初始资金投入数和日常运营资金额。

（二）计算公共卫生服务支出的财政投入

原则上，按每人每年政府应拨付的金额计算财政投入，以社区卫生服务机构所覆盖的服务人群为基准，分期拨付给服务机构。实际操作时，可以采用项目管理的方式，逐步实现对公共卫生服务项目的有效管理，既可以提高社区卫生服务机构的工作效率，又能更好地发挥社区卫生技术人员的工作积极性。

（三）关于药费补贴的资金投入

尽管政府可以采用招标采购的方式统一购买社区卫生服务机构的基本用药，但是在社区卫生服务机构内，仍然需要配备专人对药品进行管理，包括配药、日常管理、药品维护等，但《城市社区卫生服务机构设置和编制标准指导意见》中关于社区卫生服务机构的人员编制，并未提及药剂人员岗位。因此可以考虑采用以下办法，对社区卫生服务机构的药品管理实施补贴，即在利用现有的“零差价”销售策略为社区居民提供药品的基础之上，根据药品收入定期给予一定比例的返还，作为药剂人员的工资或者药品日常管理费用支出。由于采用收支两条线的管理原则，社区卫生服务机构可以根据自己的业务量聘用管理药品的人数。

第二节　以北京市海淀区为例的经济可行性分析

一、基本情况介绍

（一）经济社会发展

北京市海淀区是首都著名的文化、教育、旅游区，地处北京市西北部，面积430.8平方公里。根据海淀区卫生局社区办提供的资料，截至2006年8月，海淀区共有22个街道办事处、2个乡政府、

5个镇政府、563个居委会、85个村委会，全区总人口258.6万，其中户籍人口191.8万人，流动人口60余万人。2005年全区完成国民生产总值1331.2亿元，区级财政收入71.06亿元。表6－1反映的是2002—2005年海淀区的卫生资源状况。

表6－1　海淀区卫生资源状况表

年份	医疗机构	卫生技术人员					其他人员	床位数	每千人拥有			
		执业医师	助理执业医师	注册护士	药剂人员	检验人员			床位	卫技人员	医生	护理人员
2002	899	5606	262	4604	899	492	1203	9597	5.7	7.7	3.5	2.7
2003	771	6103	234	4968	935	622	1432	9635	5.4	7.2	3.42	2.78
2004	796	6401		5164				9411	4.37	8.29	3.53	2.84
2005	884	6618		5286				9624	4.24		3.45	2.75

资料来源：《北京海淀年鉴2003—2005年》及《2005年海淀统计年鉴》。

但是，2005年海淀区的人均卫生资源在北京市八城区中位列末席。参见图6－1。

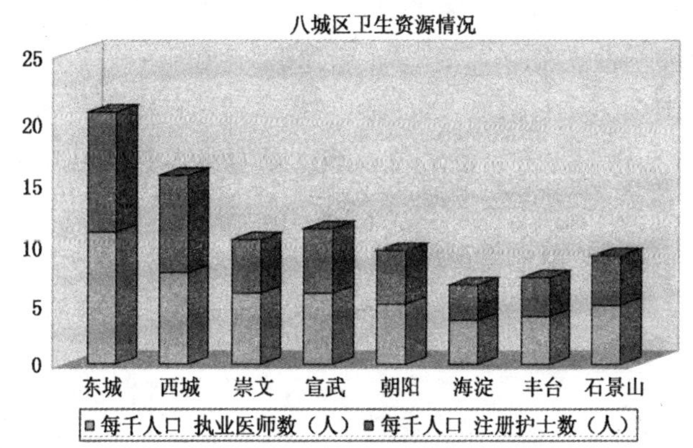

资料来源：《2005年北京市卫生工作统计资料》（汇编）。

图6－1　北京市八城区卫生资源情况

表6－2反映的是海淀区的卫生事业费及其业务收支状况。

表 6-2 海淀区卫生费拨款及其收支状况 单位：万元

项目	2001	2002	增幅	2003	增幅	2004	增幅
上级拨款	4653.59	8349.32	79.4%	10221	22.4%	11207.9	9.7%
卫生系统业务收入	51600	57700	11.8%	52900	-8.3%	69649	31.7%
卫生系统业务支出	45400	57699.09	27.1%	58157	0.8%	74929.6	28.8%
收支结余		9100		4964		5927.3	

资料来源：根据《北京海淀年鉴 2002—2005 年》相关数据整理。

（二）社区卫生资源状况

截至 2006 年 8 月，海淀区共有医疗机构 1047 家，其中三级医院 8 所，二级医院 14 所，一级医院 68 所，综合门诊部 168 所；疾病预防控制中心 1 所，卫生监督所 1 所；时有社区卫生服务机构 154 所，其中社区卫生服务中心 41 所，社区卫生服务站 113 所，覆盖面积 242.74 平方公里，占全区总面积的 56%。2005 年，全区共有卫生技术人员 15218 人，目前从事社区卫生服务工作的医务人员 2518 人，其中医生 915 人、注册护士 634 人、预防保健人员 216 人，其他人员 753 人。接受全科医学培训的医生共有 1462 人，护士 930 人，预防保健人员 243 人，中医医师 108 人。已取得全科医生、社区护士、全科防保人员岗位培训证书且在社区工作的分别为 492 人、300 人、91 人。表 6-3 反映的是海淀区 2001—2004 年的社区卫生服务状况。

表 6-3 海淀区社区卫生服务状况

项目	2001	2002	2003	2004
门诊量（人次）	128598	781144	1585294	5936000
出诊量（人次）	30413	10868	20108	37500
抢救（人）	257	817	404	
急诊（人）	93814			113407

续表

项　　目	2001	2002	2003	2004
建立健康档案（份）		179366	7164	323967
开展健康教育（人次）		57441	93399	65596

资料来源：《北京海淀年鉴 2003—2005 年》，《2004 年北京市卫生工作统计资料》（汇编）。

二、社区卫生服务机构的设置标准

海淀区社区卫生服务机构的建设原则是“到 2008 年，社区卫生服务全面覆盖城乡、全面覆盖所有居住人口”。在此基础上，根据设置目标、设置原则、服务面积和服务人口等要求，届时应在全区设置 50 所社区卫生服务中心和 178 所社区卫生服务站。以下是海淀区在社区卫生服务中心（站）用房、人员配备方面的设置标准。

（一）社区卫生服务中心的设置标准

A 类：服务人口规模在 4.5 万—6 万；业务用房建筑面积 3500 平方米左右；具备“六位一体”的综合社区卫生服务功能。

B 类：服务人口规模在 2.5 万—4.5 万；业务用房建筑面积 2500 平方米左右；具备“六位一体”的综合社区卫生服务功能。

C 类：服务人口规模少于 2.5 万；业务用房建筑面积 1500 平方米左右；具备“六位一体”的综合社区卫生服务功能。

根据社区公共卫生和基本医疗服务功能的需要，应设置预防保健区、综合诊疗区、健康教育区、康复区及行政后勤区等五个部分。其中，预防保健区分别设置接种室、儿童体检室等十个左右的科室；综合诊疗区包括挂号收费、全科诊室等十来个科室；健康教育区设置多功能厅和健康教育工作室；康复区包括物理训练室、理疗康复室等多个科室；行政后勤区需设置财务室、计算机室等科室。

（二）社区卫生服务站的设置标准

A类：服务人口规模在1万—1.5万；业务用房建筑面积≥350平方米；基本具备综合社区卫生服务功能。

B类：服务人口规模在0.5万—1万；业务用房建筑面积≥250平方米；基本满足预防、基本医疗、健康教育功能的需要。

C类：服务人口规模在0.5万以下；业务用房建筑面积≥120平方米；基本满足预防、基本医疗、健康教育功能的需要。

由于社区卫生服务站受服务人口的限制，业务用房面积通常不是很大，但是必须划分候诊区、诊疗区、预防保健区、健康教育区和康复区等部分。主要科室应包括全科诊室、治疗室、输液室、检验室、药房、预防保健室、健康教育室、计划生育咨询室、康复室等。

（三）卫生人力配置标准

"十一五"期间，海淀区规划城区的社区卫生服务中心（站）人员配备标准为：每3000名服务人口配备1名全科医生，每2500名服务人口配备1名社区护士，每2000名服务人口配备1名预防保健人员；而在北部地区的社区卫生服务中心（站），原则上按照每2000名服务人口配备1名全科医生、1名社区护士、1名预防保健人员。每个社区卫生服务中心在医师总编制内配备一定比例的中医类别执业医师，其他人员不超过社区卫生服务中心编制总数的25%。

三、社区卫生服务机构及其人员规划

（一）社区卫生服务中心的设置

根据海淀区的实际情况和人口分布状况，本书在海淀区卫生局关于社区卫生服务机构设置规划及其标准的基础上，参照2005年《北京市卫生工作统计资料（汇编）》中有关海淀区卫生机构的基本情况，如医疗机构的名称、级别、房屋使用面积等数据，制作了表

6－4。由此可知，海淀区需要新建社区卫生服务中心5家，其中A类2家、C类3家；扩建2家，均为B类。

需要说明的是，水利社区中心、紫竹院社区中心、海淀社区中心、中关村社区中心等，目前仍与其对应的医院合二为一，暂时无法完全剥离其运营情况，如诊疗人数、收入、支出等。另外，表中“医院级别”栏显示为“无”的是乡卫生院，没有分级资料。

随着海淀区社区卫生服务工作的逐步完善，上述需要独立的机构必须从其原管理机构中分离出来。但是，在本书进行经济可行性研究时，暂时没有考虑这种特殊情况。

表6－4　　海淀区社区卫生服务中心设置状况

编号	街道名称	辖区人口（万）	应设社区中心	原有医院	医院级别	社区卫生服务中心名称	服务人口（万）	现有面积（M^2）	评估结果
1	万寿路街道	15.6	1	万寿路医院	一级	万寿路社区中心	5.7	3286	
2	羊坊店街道	13.1	2	北蜂窝医院	一级	羊坊店社区中心	4.5	3000	
				北京水利医院	二级	水利社区中心	2.6	12222	
3	永定路街道	5.2	1	航天中心医院	二级	永定路社区中心	2.5	2600	
4	田村路街道	6.1	1	市中西医结合医院	二级	田村路社区中心	2.5	30182	
5	八里庄街道	9.8	3	八里庄医院	一级	八里庄社区中心	2.8	705	扩建B
				玉渊潭医院	无	玉渊潭社区中心	2	5292	
				首师大校医院	一级	首师大社区中心	1.5	3660	

续表

编号	街道名称	辖区人口（万）	应设社区中心	原有医院	医院级别	社区卫生服务中心名称	服务人口（万）	现有面积（M^2）	评估结果
6	甘家口街道	12.2	1	甘家口医院	一级	甘家口社区中心	6	5234	
7	曙光街道	5.5	1			曙光社区中心	2.3		新建 C
8	紫竹院街道	18.5	4	海淀医院	二级	紫竹院社区中心	5	2780	
				理工大学医院	一级	理工大学社区中心	2.8	2500	
				民族大学医院	一级	民族大学社区中心	2.5	2460	
				外国语大学医院	一级	外国语大学社区中心	2.6	1974	
9	北下关街道	13.8	2	北下关医院	一级	北下关社区中心	6.5	3898	
				北京交大医院	一级	北京交大社区中心	2.8	3250	
10	北太平庄街道	14.9	4	北太平庄医院	一级	北太平庄社区中心	6	3942	
				蓟门里医院	一级	花园路社区中心	2	1458	
				邮电大学医院	一级	邮电大学社区中心	2.5	4200	
				北师大医院	一级	北师大社区中心	1.9	2343	

续表

编号	街道名称	辖区人口（万）	应设社区中心	原有医院	医院级别	社区卫生服务中心名称	服务人口（万）	现有面积（M²）	评估结果
11	海淀街道	12.1	2	海淀妇幼保健院	二级	海淀社区中心	5	16983	
				人民大学医院	一级	人民大学社区中心	2.7	3487	
12	中关村街道	8.8	2	中关村医院	二级	中关村社区中心	2.5	20111	
				海淀中医医院	一级	双榆树社区中心	2.5	4461	
13	花园路街道	13.5	3			花园路社区中心	6		新建A
				北航校医院	一级	北航社区中心	2.5	3240	
				北大医学部医院	一级	北大医学部社区中心	2.3	1100	
14	学院路街道	19.3	5	中关村医院	二级	学院路社区中心	2.2	20111	
				林业大学医院	一级	林业大学社区中心	2	2200	
				语言大学医院	一级	语言大学社区中心	2.4	1750	
				科技大学医院	一级	科技大学社区中心	2.4	2078	
				农大东区医院	一级	农大东区社区中心	2	2214	

续表

编号	街道名称	辖区人口（万）	应设社区中心	原有医院	医院级别	社区卫生服务中心名称	服务人口（万）	现有面积（M²）	评估结果
15	清华园街道	5.8	1	清华大学医院	二级	清华园社区中心	5	9188	
16	燕园街道	4.8	1	北京大学医院	二级	北大燕园社区中心	4	8585	
17	马连洼街道	6.0	2			马连洼社区中心	1.5		新建C
				农大西区医院	二级	农大西区社区中心	2	2346	
18	上地街道	2.2	2	东北旺乡卫生院	无	上地社区中心	0.6	2000	
				体育大学医院	一级	体育大学社区中心	0.6	2352	
19	清河街道	9.4	2	北京清河医院	一级	清河社区中心	2.8		
				社会福利医院	二级	社会福利院社区中心	2.4	3832	
20	西三旗街道	9.7	1			西三旗社区中心	5.3		新建A
21	青龙桥街道	7.9	1	青龙桥医院	一级	青龙桥社区中心	4	2560	
22	香山街道	1.7	1			香山社区中心	1		新建C
23	东升乡	7.2	1	东升乡卫生院	无	东升乡社区中心	4.9	8760	

续表

编号	街道名称	辖区人口（万）	应设社区中心	原有医院	医院级别	社区卫生服务中心名称	服务人口（万）	现有面积（M^2）	评估结果
24	海淀乡（万柳）	6.5	1	海淀乡卫生院	无	海淀乡社区中心	3.3	800	扩建B
25	四季青镇	9.6	1	四季青中心卫生院	无	四季青镇社区中心	3	25000	
26	西北旺镇	9.1	1	永丰卫生院	无	西北旺镇社区中心	3	2356	
27	温泉镇	3.5	1	温泉中心卫生院	无	温泉镇社区中心	0.8	3852	
28	上庄镇	2.6	1	上庄乡卫生院	无	上庄镇社区中心	0.5	2088	
29	苏家坨镇	4.2	1	苏家坨中心卫生院	无	苏家坨镇社区中心	1.2	11987	
	合计	258.6	50				147.4		

表6－4显示已建和拟建的社区卫生服务中心合计共50家，其中18家大学社区中心，规划服务人口数为147.4万人。其余111.2万人的公共卫生服务和部分基本医疗服务，将由规划中的社区卫生服务站（已建或筹建）提供。由于人员相对集中，而且大学社区卫生服务中心的服务对象主要为学校内部的师生员工，不再考虑下设服务站。

（二）社区卫生服务站规划

根据2005年《北京市卫生工作统计资料（汇编）》，海淀区共有综合门诊部61所，而海淀区社区卫生服务站的规划总数为178家，显然，原有的综合门诊部不能满足社区卫生服务的基本需要。实际上，在许多新建小区基本没有合格的能够承担社区公共卫生服务的诊所，而在位于西北部地区的乡、镇地区，原有村卫生室的医疗设备比较落后，肯定难以适应新的社区卫生服务要求。

因此，在社区卫生服务站的设置状况分析中，笔者主要参考海淀区的社区卫生规划，将那些明显能够识别的原企事业单位门诊部，纳入已建服务站的范围之内，其余凡是属于建在居民小区内部的社区卫生服务站，笔者均视其为需要“新建”的站，这种情况主要出现在人口比较集中的东南城区部分。比如“曙光街道”应服务人口为5.5万，目前尚缺一个社区卫生服务中心，而且该地区还应建设5个服务站，其中“农林科学院”服务站可以利用农林科学院门诊部的原有资源，但是其余的“金雅园站”、“曙光花园站”、“烟树园地区站”和“怡丽北园地区站”分别建在各个小区之内，属于需要新建的服务站。

对于那些偏远地区的原有的村卫生室，必须按照海淀区社区卫生服务站的标准重新建设，这是由西北部地区的地理位置和服务人口的分散特性决定的。由于服务站数量太多，此处不再详细列举，主要以街道办事处为单位，将原有的和待建的社区卫生服务站数量在表6-5中反映出来。

表6-5　　海淀区社区卫生服务站设置状况

编号	街道名称	辖区人口（万）	应设社区中心	社区卫生服务中心名称	服务人口（万）	下设服务站数	非下属站	需新建站	服务站合计
1	万寿路街道	15.6	1	万寿路社区中心	5.7	3	3	3	9
2	羊坊店街道	13.1	2	羊坊店社区中心	4.5	5			5
				水利社区中心	2.6	1		4	5
3	永定路街道	5.2	1	永定路社区中心	2.5	4		1	5
4	田村路街道	6.1	1	田村路社区中心	2.5	2		5	7

续表

编号	街道名称	辖区人口（万）	应设社区中心	社区卫生服务中心名称	服务人口（万）	下设服务站数	非下属站	需新建站	服务站合计
5	八里庄街道	9.8	3	八里庄社区中心	2.8	3	1	4	8
				玉渊潭社区中心	2				
				首师大社区中心	1.5				
6	甘家口街道	12.2	1	甘家口社区中心	6	5	3		8
7	曙光街道	5.5	1	曙光社区中心	2.3		1	4	5
8	紫竹院街道	18.5	4	紫竹院社区中心	5	3	2	1	6
				理工大学社区中心	2.8				
				民族大学社区中心	2.5				
				外国语大学社区中心	2.6				
9	北下关街道	13.8	2	北下关社区中心	6.5	2	3	2	7
				北京交大社区中心	2.8				
10	北太平庄街道	14.9	4	北太平庄社区中心	6	3	1		4
				花园路社区中心	2				
				邮电大学社区中心	2.5				
				北师大社区中心	1.9				
11	海淀街道	12.1	2	海淀社区中心	5	2	1	3	6
				人民大学社区中心	2.7				
12	中关村街道	8.8	2	中关村社区中心	2.5	5		1	6
				双榆树社区中心	2.5	1			1
13	花园路街道	13.5	3	花园路社区中心	6	2		4	6
				北航社区中心	2.5				
				北大医学部社区中心	2.3				

续表

编号	街道名称	辖区人口（万）	应设社区中心	社区卫生服务中心名称	服务人口（万）	下设服务站数	非下属站	需新建站	服务站合计
14	学院路街道	19.3	5	学院路社区中心	2.2	3	3	1	7
				林业大学社区中心	2				
				语言大学社区中心	2.4				
				科技大学社区中心	2.4				
				农大东区社区中心	2				
15	清华园街道	5.8	1	清华园社区中心	5	1		1	2
16	燕园街道	4.8	1	北大燕园社区中心	4	1		1	2
17	马连洼街道	6.0	2	马连洼社区中心	1.5		4	2	6
				农大西区社区中心	2				
18	上地街道	2.2	2	上地社区中心	0.6		3		3
				体育大学社区中心	0.6				
19	清河街道	9.4	2	清河社区中心	2.8	2		1	3
				社会福利院社区中心	2.4	2		2	4
20	西三旗街道	9.7	1	西三旗社区中心	5.3		5	2	7
21	青龙桥街道	7.9	1	青龙桥社区中心	4	6		1	7
22	香山街道	1.7	1	香山社区中心	1		1	1	2
23	东升乡	7.2	1	东升乡社区中心	4.9	1		2	3
24	海淀乡(万柳)	6.5	1	海淀乡社区中心	3.3	1		2	3
25	四季青镇	9.6	1	四季青镇社区中心	3	5		3	8
26	西北旺镇	9.1	1	西北旺镇社区中心	3			9	9
27	温泉镇	3.5	1	温泉镇社区中心	0.8	2		7	9
28	上庄镇	2.6	1	上庄镇社区中心	0.5			7	7
29	苏家坨镇	4.2	1	苏家坨镇社区中心	1.2			8	8
	合　计	258.6	50		147.4	65	31	82	178

表 6-6　　海淀区社区卫生服务人员规划表

编号	街道名称	辖区人口（万）	卫生技术人员			管理人员（含药剂、检验人员）
			全科医生	注册护士	防保人员	
1	万寿路	15.6	52	62	78	64
2	羊坊店	13.1	43	52	65	53
3	永定路	5.2	17	20	26	21
4	田村路	6.1	20	24	30	24
5	八里庄	9.8	32	39	49	40
6	甘家口	12.2	40	48	61	49
7	曙光	5.5	18	22	27	22
8	紫竹院	18.5	61	74	92	75
9	北下关	13.8	46	55	69	56
10	北太平庄	14.9	49	59	74	60
11	海淀	12.1	40	48	60	49
12	中关村	8.8	29	35	44	36
13	花园路	13.5	45	54	67	55
14	学院路	19.3	64	77	96	79
15	清华园	5.8	19	23	29	23
16	燕园	4.8	16	19	24	19
17	马连洼	6.0	20	24	30	24
18	上地	2.2	7	8	11	8
19	清河	9.4	31	37	47	38
20	西三旗	9.7	32	38	48	39
21	青龙桥	7.9	26	31	39	32
22	香山	1.7	5	6	8	6
23	东升乡	7.2	24	28	36	29
24	海淀乡	6.5	21	26	32	26
25	四季青镇	9.6	32	38	48	39

续表

编号	街道名称	辖区人口（万）	卫生技术人员			管理人员（含药剂、检验人员）
			全科医生	注册护士	防保人员	
26	西北旺镇	9.1	45	45	45	37
27	温泉镇	3.5	17	17	17	14
28	上庄镇	2.6	13	13	13	10
29	苏家坨镇	4.2	21	21	21	17
	合　计	258.6	885	1043	1286	1062

说明：编号为26—29的镇，全科医生、注册护士和防保人员按照北部地区的编制要求计算；所有的管理人员按照编制总数的25%进行计算。

（三）社区卫生服务中心（站）基本设备规划

根据《北京市人民政府关于统筹城乡卫生事业发展进一步加强社区卫生服务工作的意见》（京政发〔2005〕24号）附件1的要求，表6－7和表6－8分别是北京市社区卫生服务中心和服务站的基本设备配置标准。

表6－7　　社区卫生服务中心基本设备

预防保健基本设备			
编号	设备分类与名称	编号	设备分类与名称
1	200立升普通冰箱	30	有关生殖健康知识挂图
2	冷藏冰箱	31	健康教育模具
3	100立升低温冰柜	32	牙防流动车
4	*冷藏箱	33	接种台
5	四冰排冷藏背包	34	接种椅
6	儿童诊床	35	电感应洗手池
7	治疗车	36	咨询台
8	紫外线车	37	诊查桌、椅
9	氧气袋（儿童专用）	38	计算机桌

续表

预防保健基本设备

编号	设备分类与名称	编号	设备分类与名称
10	急救箱	39	计算机椅
11	电动喷雾机	40	健教椅
12	体重计	41	药品柜
13	儿童听力筛查仪	42	物品柜
14	智力筛查工具	43	文件柜
15	** 微量元素检测仪	44	电视柜
16	** 激光无痛采血器	45	台式计算机
17	卧式身长测量器	46	便携式计算机
18	** 儿童生长发育测评系统	47	移动硬盘
19	儿童立位身高测定仪	48	电视
20	儿童视力卡	49	DVD 播放机
21	视力灯箱	50	数码相机
22	妇科检查床	51	* 打印机
23	多普勒胎心听诊器	52	录音机
24	蛇皮灯	53	直拨电话
25	显微镜	54	无线对讲机
26	* 台式血压计	55	传真机
27	* 听诊器	56	饮水机
28	儿童游艺设备	57	微波炉
29	男女生殖器模型	58	访视用自行车

综合诊疗基本设备

编号	设备分类与名称	编号	设备分类与名称
1	彩色 B 超（合资）	43	落地托盘
2	便携式 B 超机	44	缝合包
3	单通道心电图机	45	换药包
4	十二道心电图机	46	静脉切开包

续表

综合诊疗基本设备			
编号	设备分类与名称	编号	设备分类与名称
5	动态心电、血压监测系统	47	熏缸
6	500毫安X光机	48	*治疗柜
7	红外线乳腺检测仪	49	*药品柜
8	自动洗片机	50	双锁保险药柜
9	三/四连观片灯	51	*中草药斗柜（80—100小斗）
10	暗盒（全系列）	52	戥秤
11	防护用品（铅帽、铅脖套、铅围裙、铅衣、铅眼镜）	53	药物天平
12	防护警示用品	54	*输液椅
13	全/半自动生化分析仪	55	轮椅
14	**血液电解质测定设备	56	楼梯椅（进口）
15	快速血糖测定仪	57	*诊查床
16	**快速糖化Hb测定仪	58	抢救床
17	酶标仪	59	观察床配套设备（病床、床头柜、可移动餐桌、呼叫器）
18	血液细胞计数仪	60	扫床车
19	全自动尿液分析仪	61	抢救车
20	离心机	62	*治疗车
21	加样器	63	运送病人平车
22	光学显微镜	64	担架车
23	超声波清洗仪	65	担架
24	孵箱	66	紫外线车
25	水箱	67	*紫外线灯
26	全科诊疗仪	68	*空气净化器
27	*台式血压计	69	*诊桌、诊椅、诊凳
28	二/三联观片灯	70	*计算机桌、椅

续表

综合诊疗基本设备

编号	设备分类与名称	编号	设备分类与名称
29	健康危险因素评价与指导系统	71	计算机
30	急救包（含简易呼吸机、心脏按压泵、600ml 负压吸引器、人工复苏器、喉镜、成人及儿童面罩、2L 氧气瓶）	72	便携式计算机
31	无创呼吸机	73	电视柜
32	中心供氧设备	74	电视
33	洗胃机	75	DVD 播放机
34	吸痰器	76	*电感应洗手池
35	心脏除颤器（AED）（进口）	77	*屏风
36	监护仪（具备心电、血压、血氧饱和度等参数）	78	*操作台
37	便携式监护仪	79	直拨电话
38	**睡眠呼吸检测仪	80	多种型号冰箱
39	输液泵	81	*微波炉
40	微量泵	82	*值班床
41	*输液监视器	83	饮水机
42	*输液架	84	消毒供应设备

健康教育基本设备

编号	设备分类与名称	编号	设备分类与名称
1	电子滚动显示屏	11	移动硬盘
2	大屏幕电视机	12	扫描仪
3	宽平液晶电视	13	安全教育系列设备
4	多媒体投影仪	14	宣传资料架
5	数码照相机	15	饮水机
6	DVD 放像机、音响设备	16	折叠桌
7	便携式音响设备	17	折叠椅

续表

健康教育基本设备			
编号	设备分类与名称	编号	设备分类与名称
8	笔记本电脑	18	计算机桌、椅
9	台式计算机、打印机、刻字机	19	文件柜
10	U盘		

康复设备			
编号	设备分类与名称	编号	设备分类与名称
1	训练床（PT）	29	PT凳
2	电动起立床	30	**对视镜
3	训练用阶梯	31	**语言评价训练软件
4	平行杠（含矫形板）	32	认知评价训练软件
5	姿势镜	33	认知评价器具
6	肋木及挂件	34	**心理评价训练系统
7	肩梯	35	按摩踩矫床
8	站立架	36	中药熏洗治疗仪
9	轮式肩关节旋转运动器	37	激光治疗仪
10	踝关节矫正板	38	红外线治疗仪
11	股四头肌训练器（选配）	39	短波治疗仪
12	平衡板（选配）	40	微波治疗仪
13	滚筒	41	电脑中频仪
14	可调式训练桌	42	疼痛治疗仪
15	上肢协调训练器（选配）	43	**综合治疗仪
16	重锤手指肌能训练桌（选配）	44	电动牵引床
17	橡筋手指训练器（选配）	45	*针灸用具
18	沙模板（可调）及模具	46	磁电针灸仪
19	木钉板（大中小）、分指板（3—5付）、楔形垫	47	诊查桌、椅

续表

康复设备			
编号	设备分类与名称	编号	设备分类与名称
20	体操棒、抛接球、粘塑哑铃、沙袋等	48	电脑桌、椅
21	巴氏球	49	电脑、打印机
22	助行架	50	*物品柜
23	手杖	51	*文件柜
24	臂杖	52	*沙发（单人）
25	**腋拐	53	*茶几
26	关节量度计	54	摄录机
27	轮椅	55	电视播放设备
28	多用组合箱		

行政后勤基本设备			
编号	设备分类与名称	编号	设备分类与名称
1	*办公桌、椅	21	*空调
2	*计算机桌、椅	22	文字图像办公设备
3	*台式计算机、打印机	23	中心计算机网络设备：
4	刻录机	24	(服务器 CPU、xeow 系列、内存 2G、硬盘带 RAID 列 146G*2)
5	针打 A3 打印机	25	ADSL
6	激光打印机	26	*终端液晶电脑
7	支票打印机	27	*网络交换机
8	装订机	28	触摸屏
9	传真机	29	不间断电源
10	复印机	30	挂号收费语音刷卡系统
11	誊印机	31	社区卫生管理软件
12	验钞机	32	挂号收费药品软件
13	数码相机	33	预防保健软件

续表

行政后勤基本设备			
编号	设备分类与名称	编号	设备分类与名称
14	*保险柜	34	财务核算软件
15	*文件柜	35	工资核算软件
16	*档案柜	36	人事管理软件
17	*书柜	37	统计软件
18	*更衣柜	38	社区家庭医疗服务车
19	*计算器	39	*污物桶
20	*电话	40	*垃圾运输车

注：(1)"*"为开展工作所需物品，需要量可根据实际需求配备与增减。

(2)"**"表示必须具备专业技术人员，并且能够熟练掌握技术开展相应项目时进行选配。

表 6-8　社区卫生服务站基本设备配置标准

预防保健基本设备			
编号	设备分类与名称	编号	设备分类与名称
1	200立升普通冰箱	18	卧式身长测量器
2	200立升冷藏冰箱	19	儿童立位身高测定仪
3	100立升低温冰柜	20	**儿童生长发育测评系统
4	*冷藏箱	21	身高体重检测仪
5	四冰排冷藏背包	22	视力灯箱
6	接种台	23	儿童视力卡
7	接种椅	24	多普勒胎心听诊器
8	氧气袋（儿童专用）	25	台式血压计
9	急救箱	26	*听诊器
10	治疗车	27	**健康教育模具
11	紫外线车	28	男女生殖器模型
12	儿童诊床	29	有关生殖健康知识挂图

续表

预防保健基本设备

编号	设备分类与名称	编号	设备分类与名称
13	诊床（用于孕产妇一般检查等）	30	*宣传资料架
14	电动喷雾机	31	药品柜
15	体重计（其中一台为50克计量）	32	物品柜
16	儿童听力筛查仪	33	*访视箱（按妇幼工作要求配备所需物品）
17	智力筛查工具	34	*健教椅

医疗、康复、健康教育基本设备

编号	设备分类与名称	编号	设备分类与名称
1	诊桌、诊椅、诊凳、诊床	27	哑铃
2	全科诊疗仪	28	踝关节矫正板
3	健康危险因素评价与指导系统	29	助行器
4	医用保健制氧机（5L）	30	雾化吸入器
5	*紫外线车/灯	31	氧气袋
6	观片灯	32	急救箱（含便携式简易呼吸器、气管插管、吸引器）
7	*血压计	33	出诊箱
8	*听诊器	34	轮椅
9	视力灯箱	35	*输液椅
10	快速血糖测定仪	36	*器械柜
11	血液细胞计数仪	37	治疗车
12	尿液分析仪	38	抢救车
13	光学显微镜	39	*药品柜
14	心电图机（三通道）	40	中草药斗柜（80—100小斗）
15	便携式心电图机	41	电冰箱
16	**B超机	42	*办公桌、椅
17	理疗设备：	43	计算机（含便携式）

续表

医疗、康复、健康教育基本设备			
编号	设备分类与名称	编号	设备分类与名称
18	其中：电脑中频治疗仪	44	计算机桌、椅（套）
19	疼痛治疗仪	45	电视、电视柜
20	综合治疗仪	46	DVD播放机
21	偏瘫综合训练器	47	录音机
22	手腕关节训练器	48	咨询台
23	上肢综合康复仪	49	*候诊椅
24	模拟作业工具	50	数码相机
25	手指分离板	51	健康教育宣传栏
26	手指阶梯		
后勤及办公基本设备			
编号	设备分类与名称	编号	设备分类与名称
1	*折叠桌椅	12	收费语音刷卡系统
2	打印机	13	社区卫生管理系统
3	传真机	14	电话
4	验钞机	15	无线对讲机
5	保险柜	16	便携式无线麦克
6	*文件柜	17	微波炉
7	*健康档案柜	18	饮水机
8	*书柜	19	*空调
9	*计算器	20	电瓶自行车
10	ADSL	21	污水处理系统
11	收费、药品管理系统		

注：(1)“*”为开展工作所需物品，需要量可根据实际需求配备与增减。

(2)“**”表示必须具备专业技术人员，并且能够熟练掌握技术开展相应项目时进行选配。

需要说明的是，由于各个社区卫生服务机构的服务人口不同，各机构必须配置的基本仪器设备也不尽相同，为此北京市政府规定各个社区卫生服务机构根据政府采购价格，要求社区卫生服务中心在200万元限额内，社区卫生服务站在30万元限额内，进行基本设备的标准化配置。同时由于各个社区卫生服务机构对于设备的需求种类和具体数量存在较大差异，故本书在计算基本仪器设备的投入过程中，统一采用市政府规定的限额进行匡算。

四、实际匡算

(一) 计算社区卫生服务机构建设和管理的费用

1. 社区卫生服务站的费用说明

如前所述，新建社区卫生服务站的标准化基本设备，按30万元/站进行配置，标准化装修（无论新站或旧站）按均价10万元/站计算，房屋租金按均价1800元/站/月计算，日常管理费用(含水电费、办公费、医疗垃圾处理费等）平均每月支出1000元/站。除标准化设备经费标准之外，其余数据系笔者根据几个社区卫生服务站的调查结果估算。表6-9是根据这些标准计算的社区卫生服务站费用情况，其中初期投入4240万元，以后每年基本费用近600万元。

表6-9　　社区卫生服务站达标基本费用　　单位：万元

项目及其标准		已建	拟建	合计
个　　数		96	82	178
新建投入	标准化装修（10万/个）	960	820	1780
	标准化设备（30万/个）		2460	2460
正常年度投入	房租（0.18万/月）	207	177	384
	日常费用（0.1万/月）	115	98	214

2. 社区卫生服务中心的费用说明

新建社区卫生服务中心可以有两种办法进行建设，一是通过征用土地，并在被征土地上建设一座全新的社区医院；二是在卫生规划区域内，找到一处比较合适的建筑物，买下或者租用该建筑，再对其进行专业化及标准化改造。由于目前海淀区没有在建或即将开工的社区卫生服务中心，很难找到相关数据进行匡算，而且政府目前比较倾向于采用第二种方式建设新的社区卫生服务中心。

据笔者调查，海淀区某 B 级社区卫生服务中心正租用业务用房和办公用房 2400 平米左右，年租金 140 万元。根据规划中拟新建的 5 所社区卫生服务中心的类型及其所处地理位置，暂且以年均租金 150 万元，标准化装修（初期费用）平均 50 万元计算。另外两个拟扩建的社区卫生服务中心，是在原有建筑的基础上，租用周边的建筑物担当社区卫生服务功能，标准化装修和改建费用在 200 万元左右，其余已建的社区卫生服务中心的标准化装修，也按平均 50 万元计算。

表 6-10　社区卫生服务中心达标基本费用　单位：万元

项目及其标准		社区卫生服务中心（个）				卫生技术人员（人）				合计
		已建	拟建	扩建	小计	全科医生	注册护士	防保人员	管理人员	
个数/人数		43	5	2	50	885	1043	1286	1062	—
新建投入	标准化装修（50 万/个）	2150	1000	400	3550	—	—	—	—	3550
	标准化设备（200 万/个）		1000	400	1400	—	—	—	—	1400
正常年度投入	维　修（40 万/年）	1720	200	80	2000	—	—	—	—	2000
	日常费用（1 万/月）	516	60	24	600	—	—	—	—	600
	人员工资（参照标准）	—	—	—	—	3717	4381	5401	3823	17322

新（扩）建社区卫生服务中心的标准化基本设备，按200万元/中心进行配置，人员工资按全科医生、注册护士、预防保健人员平均3500元/人/月，管理人员（含药剂人员、检验人员）平均3000元/人/月计算，年均维修费用40万元，日常管理费用平均每月1万元。表6-10是根据这些标准匡算的社区卫生服务中心达标所需的初始费用和日常管理费用，其中初始投入4950万元，正常年度的资金投入19922万元。

3. 达标社区卫生服务中心（站）的总费用支出

根据上述各项测算标准，可以匡算出海淀区社区卫生服务机构建设、维护和日常运营的总费用（含新建资金投入和正常年度资金投入），匡算结果见表6-11。

表6-11 社区卫生服务机构达标的基本费用

新建资金投入（万元）	社区卫生服务站	4240
	社区卫生服务中心	4950
正常年度投入（万元）	社区卫生服务站	598
	社区卫生服务中心	19922

由此可见，为达到区域卫生规划中的社区卫生服务机构标准，新建机构的初始投入大约需要9200万元。达标后每年所需的日常维护和运营费用超过2亿元，上述匡算没有包括药费补贴和公共卫生服务补贴等。

（二）计算公共卫生服务支出的财政投入

按照北京市目前的规定，"十一五"期间，公共卫生服务支出逐步实现按每人每年25元（现在每人每年20元）的标准拨付，海淀区的户籍人口和常住人口合计约250万，所需财政投入最终将达到6250万元左右。

（三）社区卫生服务的收入测算

根据2005年北京市卫生事业发展情况统计简报，当年全市

1057个医疗机构诊疗人次数为7584.3万，同比上升6.88%，其中：门诊6774万人次，上升10.73%。全年出院病人为120.9万人次，同比增加9.63%，住院手术为48.6万人次，同比增加14.45%。全市医疗机构总收入与去年相比增长了19.4%，其中业务/事业经营收入增长19.2%，总支出同比增长17.32%。

表6－12反映的是2003—2005年期间，海淀区部分一级医院（同时担任社区卫生服务中心职能）的收入状况，原始数据来源于相关年度的北京市卫生工作统计资料（汇编）。

从表6－12中的数据资料可见，即使在海淀区的不同区域内，其人均医疗费用及工作效率也存在较大差别。但总的来说，无论门诊收入还是住院收入，仍然处于增长的过程中。

表6－12　　海淀区部分一级医院医疗收入情况

医院名称	年份	平均每诊疗人次医疗费(元)	门诊人次数	门诊收入	增幅(%)	平均每一出院者住院医疗费(元)	出院人数	医院总收入(万元)	增幅(%)
万寿路医院	2003	145.94	61015	890.45				890.45	
	2004	179.94	42153	758.50	－14.82			758.50	－14.82
	2005	123.24	42690	526.11	－30.64			526.11	－30.64
北太平庄医院	2003	162.47	45788	743.92				743.92	
	2004	180.10	53804	969.01	30.26			969.01	30.26
	2005	200.77	60614	1216.95	25.59			1216.95	25.59
蓟门里医院	2003	157.67	29041	457.89				457.89	
	2004	155.79	31620	492.61	7.58			492.61	7.58
	2005	175.75	34513	606.57	23.13			606.57	23.13
八里庄医院	2003	196.12	16434	322.30				322.30	
	2004	200.49	17108	343.00	6.42			343.00	6.42
	2005	141.85	24793	351.69	2.53			351.69	2.53

续表

医院名称	年份	平均每诊疗人次医疗费(元)	门诊人次数	门诊收入	增幅(%)	平均每一出院者住院医疗费(元)	出院人数	医院总收入(万元)	增幅(%)
甘家口医院	2003	207.27	59302	1229.15		5061.32	212	1336.45	
	2004	115.27	64177	739.77	-39.81	5314.41	229	861.47	-35.54
	2005	237.52	61997	1472.55	99.06	8025.38	197	1630.65	89.29
北下关医院	2003	213.90	32844	702.53				702.53	
	2004	187.50	40251	754.71	7.43			754.71	7.43
	2005	183.25	47011	861.48	14.15	2566.67	30	869.18	15.17

资料来源：根据《北京市卫生工作统计资料》(汇编)相关数据计算。

（四）收支两条线管理下的海淀区“十一五”社区卫生收支状况

首先，根据北京市2003—2005《北京市卫生工作统计资料（汇编）》，相关年度的社区卫生服务机构的业务/事业收入分别为9298.2万元、10069.4万元、7364.5万元，对应年度的医院业务/事业收入（不含经营收入和其他收入）分别为177.97亿元、230.62亿元、279.25亿元，社区卫生业务/事业收入只占两项之和的0.53%、0.43%和0.26%。

以下匡算海淀区社区卫生服务机构的业务/事业费收入。根据海淀年鉴资料，2004年，海淀区卫生系统业务收入近7亿元，基于前面的分析，我们假设业务收入每年以10%的比例增长，则2007年的卫生系统业务收入接近9.32亿元。如果社区卫生服务的业务收入占其中的1%，可达9320万元。以下类推。

公共卫生投入的匡算，笔者参考北京市的规定，在“十一五”期间，前两年（2006—2007年）的公共卫生服务分别以每人每年20元标准投入，后三年（2008—2010年）以25元标准投入，则对应年度公共卫生服务的财政投入分别为5000万元、5000万元、6250万元、6250万元、6250万元。

社区卫生服务支出的匡算参考了海淀区的社区卫生服务规划，即在2008年以前，将新建和改建的社区卫生服务中心（站）全部完成。故2006和2007年的支出中分别包含50%的初始费用和已建中心（站）的年维护费用、年租金、70%的达标卫生技术人员工资费用（目前，海淀卫生技术人员的数量尚未完全达标）。从2008年开始，相关费用按全部达标时的静态数据计算。

根据新型社区卫生服务机构的财务管理规定，将实行“收支两条线”的管理模式，即社区卫生服务收入全部上缴财政，再由财政根据社区卫生服务的业务需要拨付资金。表6-13是海淀区在“十一五”期间的社区卫生服务收支状况。其中，社区卫生服务收入是惟一的收入来源，而社区卫生服务支出和公共卫生服务投入属于支出项目，收入和支出的缺口就是政府必要的财政投入。

需要说明以下两点：

1. 关于数据的统计口径

在笔者进行访谈和资料查询过程中,已经发现在前几年的统计资料里,一级医疗机构和社区卫生服务机构的统计口径不甚统一,造成以社区卫生服务机构为核心的统计数据极为缺乏,不利于进行社区卫生服务收入的匡算。经过这次社区卫生体系改革之后,绝大多数原有一级医疗机构的业务/事业收入将划归社区卫生服务机构名下,理论上表6-13中的对应项目,其数值要大于现有的计算结果。

2. 关于药费补贴和人员培训

在社区卫生服务的支出匡算中，没有药费补贴和人员培训费用支出，因此，社区卫生服务的实际支出也应大于现有的计算结果。

根据表6-13的计算结果，政府每年在社区卫生机构的建设、维护和日常运营，以及公共卫生服务等，每年至少需补贴1.3亿元以上，才能保证社区卫生服务的资金平衡。

表 6-13　"十一五"期间海淀社区卫生服务收支状况　单位：万元

年份	医疗机构收　入	社区卫生服务收入	公共卫生服务投入	社区卫生服务支出	收支结余	备　注
2006	84700	847	5000	19709	-13862	社区卫生支出包含初始费用的50%和已建中心（站）的年维护费用、年租金、70%的达标卫生技术人员工资等。
2007	93170	932	5000	19709	-13777	
2008	102487	1025	6250	21020	-13745	社区卫生支出按全部达标时静态计算
2009	112736	1127	6250	21020	-13643	
2010	124009	1240	6250	21020	-13530	
合计	517102	5171	28750	102478	-68557	

资料来源：根据表 6-9、表 6-10、表 6-11 和其他规定匡算。

（五）北京市和海淀区的财政收支情况

根据 2006 年北京统计年鉴，2001—2005 年，北京市的地方财政收支状况如表 6-14 所示。

表 6-14　北京市地方财政收支状况表　单位：亿元

年份	地方财政收入	其中：地方一般预算财政收入	地方财政支山	地方一般预算财政支出				
				合计	基本建设	文教科卫事业费		
						小计	教育事业费	科学事业费
2001	507.68	451.17	614.92	559.11	92.96	124.08	72.26	7.27
2002	600.96	533.99	683.98	628.35	64.31	146.72	85.82	8.78
2003	665.94	592.54	809.39	734.80	71.99	175.64	98.82	10.76
2004	830.03	744.49	974.17	898.28	73.94	208.96	121.39	13.26
2005	1007.35	919.21	1137.28	1058.31	84.43	252.32	145.87	15.74

其中，2003—2005 年的财政收入分别为 665.94 亿元、830.03 亿元、1007.35 亿元，对应年度的文化和卫生事业费支出分别为 66.05 亿元、74.31 亿元、90.71 亿元。

根据2002—2005年北京海淀年鉴，海淀区的财政收支状况如表6－15所示。

表6－15　海淀区财政收支状况表　单位：亿元

年　份	财政收入	比上年增收%	财政支出	比上年增支%
2001	35.10	24.7%	44.00	8.7%
2002	42.10	20.0%	51.50	17.2%
2003	47.53	19.5%	58.52	11.2%
2004	58.18	22.4%	69.47	19.5%

资料来源：根据2002—2005年《北京海淀年鉴》，增收和增支的百分比是经过调整以后的数据，直接取自年鉴。

(六) 市区两级财政投入的经济可行性分析

国务院《关于发展城市社区卫生服务的指导意见》中提到，发展社区卫生服务，各级政府都要承担相应的责任。而财政部、国家发展改革委员会、卫生部《关于城市社区卫生服务补助政策的意见》则提到市辖区和设区的市级政府对社区卫生服务承担主要投入责任，要按社区服务人口安排社区公共卫生服务经费，并安排基本建设、房屋修缮、基本设备配置、人员培训和离退休人员经费等。

根据表6－13、表6－14和表6－15可知，假设北京市财政收入以10%的比例增长，则到2008年，可达1340亿元。假设海淀区财政收入以每年15%的比例增长，则2008年时可达101.8亿元。

如果按照市、区两级财政在社区卫生服务方面的投入各占50%的比例进行计算，则到2008年时，海淀区社区卫生服务每年约1.4亿元的财政补贴，分别占市财政的万分之五和区财政的千分之七左右，说明对于社区卫生服务的财政投入在经济上是可行的。

当然必须说明，在整个匡算过程中，没有考虑实际的经费来源。比如各大学校医院的原有资金投入可能来源于其上级主管部门，如教育部或北京市教育委员会。在本章的计算过程中，统一将其纳入财政资金投入的范围之内，至于在实际操作时，资金到底以何种方式投入到各相关社区卫生服务机构（包括非区属医院下设的中心或站），本章没有进行详细讨论。

另外，作为一项综合考虑的卫生事业项目，本书认为，尽管社区卫生服务的财政投入在经济上是可行的，特别在北京市和海淀区两级财政收入逐年上升的前提下，只要能够很好地规划资金的使用方式，并加强资金使用的监督和管理，社区卫生服务体系肯定能够得到改善。

但不可否认的是，作为文化、科研、教育单位相对集中的海淀区，在北京市的各个区县中，处于比较特殊的位置。作者选取北京市海淀区作为财政投入匡算的行政地区，原则上讲，对于全国范围内社区卫生服务体系的构建，可以借鉴其中的研究思路，却不能直接利用其中的某些指标，如社区卫生服务收入占所有医疗机构收入的百分比、社区卫生服务机构、人员的配置标准等。这些指标甚至未必适用于北京市其他区县的社区卫生服务体系的经济可行性匡算与研究。

第七章 双向转诊与医疗费用控制研究

第一节 双向转诊制度

《中共中央、国务院关于卫生改革与发展的决定》第8条明确提出："要把社区医疗服务纳入职工医疗保险，建立双向转诊制度。"显然，双向转诊早已成为我国医疗服务体系非常重要的制度要求。但是，在医疗服务提供体系的实际运行中，这一制度并未被严格地执行，从而成为我国医疗费用增长过快的原因之一。那么，双向转诊制度未能如期实施的原因究竟何在？它将如何在控制医疗费用的过程中产生影响呢？

一、双向转诊制度及其存在的问题

所谓双向转诊是指根据患者病情需要而进行的上下级医院间、专科医院间或综合医院与专科医院间转院诊治的过程①。它有纵向转诊和横向转诊两种方式。纵向转诊，即下级医院将超出本院诊治范围的患者或在本院确诊、治疗有困难的患者转到上级医院就医；反之，上级医院对病情得到控制后相对稳定的患者亦可视情况转到

① 曹建文主编：《现代医院管理》，上海：复旦大学出版社2003年1月版，第79页。

下级医院继续治疗。横向转诊是指综合医院可将患者转至同级专科医院治疗，专科医院也可以将出现其他症状的患者转至同级综合医院处置；另外不同的专科医院之间也可以进行上述转诊活动。本书所提到的双向转诊专指纵向转诊。

（一）双向转诊的条件

在新型城市医疗卫生服务体系中，社区卫生服务体系将承担其中非常重要的基础任务，而双向转诊是指通过社区卫生服务机构与区域内的大中型综合医院或专科医院签订协议，使常见病、多发病在社区卫生服务中心（站）实现预防和初诊，大病及治疗则转到二级以上的医院，待其在上级医院确诊和必要的治疗之后，再转回社区卫生服务中心（站）进行慢性病治疗和术后康复。因此，双向转诊制度的建立必须具备以下三个基本条件。

1. 合理的区域卫生规划和卫生机构设置规划

将一个地区的卫生机构及卫生技术力量进行统筹安排、合理配置、组成结构适宜的卫生服务体系。

2. 明确卫生机构的功能及定位

根据《医疗机构管理条例》的相关规定，城市医院体系主要包括社区卫生服务机构、二级医院、三级综合医院和专科医院等，其功能和任务分别是：社区卫生服务机构承担社区预防保健和常见病、多发病等诊疗工作；二级医院主要承担区域内的常见病、多发病和部分疑难病的诊治以及教学科研任务；三级医院承担一个或多个地区疑难危重患者的诊治任务，同时担负高等学校的教学和科研活动。

3. 完善的标准体系和程序

应明确制定各级各类医疗机构的诊治范围、诊疗程序、诊治标准，如抢救成功标准、急性病出院标准、转院标准等。

（二）双向转诊存在的主要问题

据调查，目前双向转诊存在的主要问题包括：转上不转下、重形式轻实质、一体化程度低、管理薄弱等。造成这种现象有主观和客观两方面的原因：

1. 客观原因

(1) 社区卫生服务质量不高。鉴于医疗卫生保健是非常特殊的消费品，绝大多数人对自身的健康极为在意，所以在社区医疗水平偏低的前提下，人们情愿花更多的钱到大医院就诊。即使不得不在社区医院看病，也很希望能够转到上级医院，最好是著名的（通常为三甲）医院进行治疗。笔者曾在大医院的就诊病人中进行过访谈，当问到他们会否先到社区医院就诊时，大多数人回答不会。原因是他们认为社区医院的医生水平不高，医疗设备不够先进，怕被“耽误了”。

(2) 社会医疗保险政策倾斜度不够。在城镇职工医疗保险政策实施之初，社会保障部门并不认同全科医生和社区卫生服务，主要选择大型的综合医院或专科医院作为定点医疗机构，使得医保人群即使头痛感冒也往大医院跑，客观上造成大医院人满为患，而社区卫生服务机构门可罗雀的局面。

(3) 医疗服务价位没有拉开。一方面，我国的医疗服务价格由政府物价管理部门制定，而且一直未能实行优质优价政策，各级医院之间的医疗服务价格并未形成明显的差距；另一方面，很多药品只能在大医院里拿，而在社区医院甚至药店都无法买到，也是导致病人不得不选择大医院就诊的原因。

2. 主观原因

从某种意义上讲，人们的思想意识也没有转移到“小病进社区，大病进医院”的认识上来，这固然有上述客观原因，但也不排除人们对于自身健康的过度重视，使得要么认为自己没病，把身体不当一回事；要么认为只要得病，就必须到最好的医院就诊，呈现出两极分化的倾向，这恰好说明健康教育和医疗知识普及的重要性。

一项有关冠心病双向转诊的结果足以解释上述原因。北京某社区卫生服务站需转出的冠心病患者共94例，69例双向转诊成功，25例转诊失败。其中转出失败13例，原因包括8例患者或家属要求转往其他医院，3例自认为病情不重拒绝转诊，1例因在转出上级医院无法报销，1例因经济困难而拒绝转诊。在转回失败的12例中，8例改为专科随访，2例因地址改变失访，1例因不能报销未能回到社区随诊，1例因出现脑梗死而转往专科医院①。

二、双向转诊的制度保证

对于我们上面提到的双向转诊中存在的主客观问题，许多人建议：建立守门人制度、发展全科医学、提高管理水平、拉大收费差距等，甚至有人提出依托医疗集团以保证病人有序流动的思路。但是，要想真正建立有效的双向转诊机制，在政府没有足够的资金投入到医疗服务体系的前提下，既要保证社区卫生服务的普惠特性，又要通过消费者自由选择医院以保持医院之间的竞争能力，显然存在一定的利益冲突。因此，如何实现社区卫生服务中心与上级医院之间的双向转诊，必须在以下几方面进行必要的制度设计，从而保证转诊成为真正的“双向”运作。

（一）逐步推行社区医疗首诊制度

如前所述，首诊制或守门人制度曾经在我国的公费医疗和劳保医疗制度中，产生过非常好的成本控制作用。当时规定，受益人必须在本单位职工医疗机构或定点医疗机构就医，未经单位同意私自去非定点机构就医，费用不予报销。这便在制度设计上事先进行了规定。

在我国的新型医疗保障体系里，不外乎有以下几种经费来源。

---

① 严春泽：“社区卫生服务站冠心病双向转诊失败原因分析”，《中国全科医学》2005年第8期，第124—125页。

一种是由政府承包的社会救助医疗保障制度，一种是由雇主、职工、政府分担的医疗保险制度，当然还有完全由个人购买的商业保险制度。

1. 政府提供的医疗保险

既然这项制度的资金来源是各级政府，那么此类受益人应当最先成为社区医疗首诊制度的落实者，应当按规定实行双向转诊。政府部门拨付资金时，必须进行严格的审核，然后再从社会保障资金账号转入医院的指定账号，促使上级医院对病人类别和病种性质进行监督和检查，再按规定将慢性病患者或术后康复病人转回社区卫生服务机构，使其严格遵守双向转诊的规定。

2. 城镇职工医疗保险

目前，有些城市已经开始实行各自的优惠政策，如武汉市规定从2005年起，参加医保的人员在社区卫生服务机构就医，其基本医疗保险住院起付标准由400元降至300元，在职职工个人自付比例由10%降至8%，退休人员个人自付比例由8%降至6.4%。这些政策可以在不同程度上提高医保人员到社区卫生服务机构就诊的比例。在此基础上，各地应在新型医疗保障制度的推广之下，逐步扩大城镇职工医疗保险的覆盖范围，使所有符合条件的单位和个人都纳入医保体系。随着医保人数的增多，各地卫生部门再根据已有的经验制定适宜的标准，展开必要的医疗卫生服务机构之间的竞争，最终实现双向转诊。

3. 商业医疗保险

由于这是个人购买的医疗保险，所以政府不能硬性规定必须实行社区医疗首诊制。但是，随着上述两种医疗保障制度对社区医疗首诊制的全面推广实施，各商业保险机构同样有动力提倡社区医疗首诊制，从而在更大的范围之内推行这种制度，力争达到有效降低医疗成本的目的。

（二）合理利用医疗服务价格杠杆

一般而言，大多数中国人属于价格敏感型的消费群体，所以如果能够在社区卫生服务价格方面，给予一定的政策优惠，肯定会吸引到更多的病人，但前提是首先得到新型医疗保障制度方面的支持。

从目前国内医疗服务体系的运营来看，社区卫生服务机构与各级医院之间早已存在价格差异，惟一不同的是差异有多大，以及这种价格差异是否存在恶性竞争的可能性。

众所周知，医疗卫生服务不同于其他商品或服务，具有独特之处。而且，病人与医疗卫生从业人员之间，大多存在信息不对称，所以在医疗监管缺位或者不到位的情况下，都容易产生价格垄断。事实上，政府部门如何对医疗服务价格实行监管，并不是容易的事，原因是难以测算医疗服务的成本。

目前来看，可以借鉴国外的经验，比如澳大利亚政府对于医疗服务价格并未实施严格的控制，无论全科医生还是专科医生，都可以根据市场自行定价。但是，各种医疗保险计划对于诊疗费的报销额度是有限制的，医生的收费如果高于定额标准，病人需要自掏腰包填补差额，因此病人成为“决定”市场价格的风向标，他将根据自己参与的医疗保险的有关要求，选择合适的医生或者医院，以便尽可能地不花自己的钱去看病，这便在无形中对医疗市场的价格产生了必要的影响。当然，医疗保险机构在制定诊疗费报销标准时，已经考虑了服务的成本。

对于我国即将实行的由政府提供的基本医疗保障，完全可以采用这种方式，由政府有关部门在考虑基本医疗成本的基础上，制定最高指导价，从而在基本医疗服务领域，通过社区医疗首诊制的实行，以及基本医疗服务指导价格的政策导向，最终实现降低基本医疗成本的目标。

（三）政府应在公立医疗服务体系中发挥作用

双向转诊制度应当在公立医疗机构体系内真正加以实现。如前所述，在新型医疗服务提供体系内，政府必须在各级医疗机构中，拥有一部分真正的公立机构，享受各级政府的财政补贴。由于公立医疗机构必须承担政府的某些指令性卫生任务，所以在如何更好地发挥公立医疗机构作用的过程中，通过促进上下级公立医疗机构之间的合作，政府应当而且有能力实现整合的最终目标。但是，政府不宜简单采用“拉郎配”的方式，而应通过合理的区域卫生规划，实现这一合作目标，从而在医疗服务费用的控制方面，发挥应有的导向作用。

对双向转诊制度在公立医疗机构体系内的执行情况，政府可以采取独立审计和群众举报相结合的办法，对双向转诊医生和医院进行监督。对出现非正常误诊、延误转诊、应该转诊而未转诊、不应转诊而转诊、诱导病人作不必要检查和治疗、与病人串通舞弊等问题的医生和其所在的医疗机构进行相应的处罚。视情节轻重，可对责任医生处以警告、罚款、吊销执业资格等处罚，对其所在医疗机构可并处以警告、罚款、取消医疗保险定点资格等处罚。

对各级公立医疗机构还应进行其他方面的独立审计，审计内容包括医技、医德、医疗质量、医患关系、服务价格和财务制度等。同时，这种独立的第三方审计机构也可以组织开展病人评议医生和医院的活动，鼓励和接受病人的评议，并定期出具审计报告，其审计费用由中央政府建立专项资金统一支付。

在非公立医疗机构体系内，政府所应起到的作用是制定相应的规制（regulations），并在有效监管的前提下，由政府办或社会办的非营利性医疗机构和营利性医疗机构与社区卫生服务机构签约，通过公立医疗服务体系的价格机制，采用准市场化的运作方式，逐步实现双向转诊。当然，也应在非公立医疗机构体系内，逐步推行第三方独立审计制度，责其定期出具审计报告，但审计费用应由被审计的医疗机构支付。

第二节　DRG在中国推广的可行性

1970—1980年，美国医院的费用从280亿美元猛增到1027亿美元。而1977—1982年间，美国医院费用的年均增长率是14.6%，其中Medicare项目支付的医院费用年均增长率为18%。[①] 显然，Medicare和Medicaid费用的急剧增长导致联邦政府开支增加，预算压力变大，控制医院费用成为当务之急。1983—1986年间，联邦政府开始逐步实施预期支付制度（Prospective Payment Scheme，PPS）制度。可以说，PPS制度就是专门针对医院费用膨胀而设计的一种费用控制方法。

首先，将病人按诊断结果进行分类，即采用所谓的“按病种付费”（Diagnosis Related Groups，DRG），把疾病分成468类。这是一项重要的基础性工作。其次，结合历史成本信息，规定每一类病人及其疾病的治疗费率。最后，按照这些预先设定的付费标准对医院进行补偿，这就是PPS制度。

PPS作为一种价格管理措施，其最大特点就是引入了控制费用的激励机制。由于每一类病人都设定了固定的费率，也就是说，医院治疗某一类特定的病人时，其补偿率是一定的，并不管医院实际花费了多少。如果医院能够改变治疗方法，或者减少病人的住院时间，提高治疗效率，降低治疗成本，便能获得更多的利润。反之，如果医院的费用超过了预定的补偿率，只能由自己在其他方面的结余予以抵补，客观上鼓励医院采用更经济、更有效率的治疗方案，从而获得更高的回报。

---

① Kant Patel and Mark E. Rushefsky, Health Care Politics and Policy in America, 1999: 175.

借鉴美国的经验，并结合我国目前医院管理的实际情况，在某些方面引入市场机制来控制我国的医疗卫生费用有一定的基础。因为“哪里没有竞争，哪里就没有足够的激励来刺激节俭和效率”。[①]鉴于我国医疗费用问题的特点是供方获利太多，我们可以考虑采用以下两种方法约束或减少其盈利。

第一种方法是改变支付方式，将按服务项目付费（Fee For Service，FFS）改为按预期支付制度（PPS），或按人头付费（Capitation），或按病种付费（DRG），或多种方式并存的模式，从而达到激励医疗机构自觉控制其成本的目的。

所谓按服务项目付费 FFS，是指由医疗保险机构（或政府）根据医院报送的记录病人接受服务项目及各项目收费标准的明细账，向医疗单位支付医疗费用的一种付费方式。其最大缺陷在于诱导供方提供不必要的服务项目和增加不必要的服务数量，造成卫生费用的不合理增加，同时增加病人的经济负担。而按人头付费则指由医疗保险机构（或政府）根据供方服务的被保险者人数，定期支付一笔固定的费用。在此期间，供方负责提供合同规定的所有医疗服务，不再另行收费。

第二种方法是在不同的医疗机构、不同的医疗保障计划之间引入竞争机制，如借鉴美国管理化保健（MC）中的健康维持组织（HMO）或优先提供者组织（PPO）的管理思路，扩大消费者的选择权和决策范围，鼓励质优价廉的医疗服务机构和医疗保障制度得到充分的发展。

虽然国外的情况未必完全适合中国国情，但我们已经看到采用 DRG 之后令人满意的效果。以北京市的情况为例。北京市卫生局自 2002 年下半年起开始按季度定期对社会公布部分医院的部分病

---

① 雅诺什·科尔奈、翁笙和著（罗淑锦译）：《转轨中的福利、选择和一致性：东欧国家卫生部门改革》，北京：中信出版社 2003 年版，第 24 页。

种平均住院费用及住院日等指标，公示病种包括急性阑尾炎、结节性甲状腺肿、卵巢良性肿瘤、子宫平滑肌瘤、异位妊娠和剖宫产。2007年2月8日，市卫生局通报了2006年第四季度急性阑尾炎等6个病种的平均住院费。与2005年相比，2006年上述6个病种的总平均费用降低了6.9%，平均住院日由8.5天降低到8.1天[①]。在此期间，公示病种的平均住院费用波动较大，而平均住院日则呈逐年下降趋势。在2002—2005年间，公示病种的平均住院费用呈上升趋势，而2006年该费用呈明显下降态势。原因是北京市劳动和社会保障局分批对除异位妊娠以外的其他5个病种施行了单病种付费政策。

正如我们前面所提到的，由社会保障基金管理部门制定的DRG政策，将对医疗费用的有效控制产生一定的作用，潜在的问题是这样的定价标准能否公之于众，这样的市场指导价能否真正起到指导市场的作用。政府物价部门在价格制定过程中，是亲自参与价格的制定，还是仅仅起到监管的作用。所有这一切我们都将拭目以待。

第三节 社区疾病经济负担研究对医疗成本控制的影响

除了采用上述措施加强对医疗费用的控制以外，在社区卫生服务体系中还应开展必要的疾病经济负担研究。这是因为社区卫生服务机构除了提供常见病、多发病的基本医疗之外，更多地承担了公共卫生服务的基础工作。如建立健康档案，基础数据的获得等。所谓疾病经济负担研究是从经济角度评价疾病的危害性大小及其影响

① 刘墨非："六病种住院时间和费用减少"，《北京晨报》2007年2月9日。

程度，比较不同地区之间的疾病经济负担分布，并以此作为不同卫生计划或方案进行成本效用分析的指标，评价健康干预与规划的效果。

在社区卫生服务体系合理建设的前提下，我们可利用社区卫生服务机构与居民之间更加紧密的联系，搜集必要的健康和医疗数据，并与相关的医疗科研机构合作进行疾病经济负担研究。采用准确的数据和分析对比，描述疾病给国家、社会和家庭带来的经济损失和因疾病所消耗的卫生资源，说明疾病（尤其是那些严重影响社会经济发展的疾病）给社会经济发展和人民生活所带来的经济负担，有助于卫生资源的优化配置和提高卫生资源的利用效果，为社区医疗卫生工作的开展提供必要的理论依据。

研究疾病经济负担的构成、发展趋势，可以挖掘减轻疾病经济负担的潜力，加强开源节流的切实措施，为健康投资的经济效益指明方向。此外，研究疾病经济负担有助于认识和确立卫生事业在国民经济和社会发展中的地位和作用，帮助我们确定已经存在的医疗卫生问题，分析人群的健康状况，提出相应的卫生政策，通过卫生部门和全社会的不断努力，防治疾病，提高劳动者的生命质量，保障社会和经济可持续性发展，减轻疾病经济负担，特别是间接经济负担和无形经济负担，从而有利于提高全民族的预防观念和健康投资新概念的认识，提高卫生工作的社会效益和经济效益，为确定卫生工作发展的方向和卫生行政部门的正确决策提供科学依据。

疾病经济负担受到卫生政策、社会人口学特征等因素的影响，分析疾病经济负担的影响因素，从而为控制社区疾病，降低居民经济负担提供科学依据，是研究政策的一项很有用的工具[①]。从这个意义上讲，保健（Health）而非医疗（Medical）应当成为社区卫生

① 王兴龙主编：《卫生经济学的理论与实践》（第一版），上海：上海交通大学出版社 1998 年版，第 90—95 页。

服务的工作重点。

随着我国的社区卫生服务的蓬勃发展，全国各城市的社区卫生服务中心（站）如雨后春笋般涌现出来。社区卫生服务已深入到群众之中，为群众送医送药，降低了社区居民的疾病经济负担。如社区卫生服务中的家庭病床就是医护人员到病人家中探病访视的一种医学服务模式，它有利于减轻病人家属和社会的负担，为解决群众看病难和住院难问题，降低社区居民的疾病经济负担起到很好的正外部效应。①

简而言之，社区居民的疾病经济负担评价在为社区卫生服务工作提供科学依据的同时，还从健康经济学的角度证实了诸如家庭病床服务模式，在节约卫生资源和降低社区居民疾病经济负担中的作用，已成为控制医疗成本的重要手段之一，为提高城市社区卫生服务的效益和可持续发展提供了良好的评价指标。

① 王存亮、梁万年："家庭病床作用、管理和存在问题的分析"，《中国全科医学》2002年第5期，第206—208页。

第八章　城市社区卫生服务体系人力资源问题研究

第一节　卫生人力及其结构

卫生人力资源是各类医疗卫生服务中的重要资源，在城市社区卫生服务体系中，更应成为我们重点研究的内容。

一、卫生人力总量与分布

根据中国卫生统计年鉴，截至2005年底为止，我国卫生从业人员总量为542.7万，卫生技术人员446万，医生193.8万，其中医师155.6万，护师（士）135万，药剂人员35万，检验人员21.1万，其他61.1万。每千人口拥有卫生技术人员3.5人，其中医生1.52人。

表8-1反映了2002—2005年在社区卫生服务中心（站）工作的各类人员数量及其变化情况。

为了更好地说明人力资源管理问题，首先解释各类人员的含义如下：

执业医师是指具有《医师执业证》及其“级别”为“执业医师”且实际从事医疗、预防保健工作的人员，不包括实际从事管理工作的执业医师。执业医师类别分为临床、中医、口腔和公共卫生。

表 8－1　社区卫生服务机构中的卫生人员状况

年份	医疗机构	卫生技术人员					其他技术人员	管理人员	工勤人员
		执业(助理)医师	其中：执业医师	注册护士	药剂人员	检验人员			
2002	社区卫生服务中心	7865	2226	5559	1989	955	878	1438	2335
2003		8207	2124	5683	2036	1001	1013	1346	2347
2004		14109	11434	8470	2995	1436	1328	2037	2727
2005		17220	14218	10972	3842	1811	1842	2511	3343
2002	社区卫生服务站	7222	2138	5283	1957	566			
2003		9074	3142	6801	2841	845			
2004		18237	13192	9660	3308	1151			
2005		22744	17003	12573	3878	1445			

资料来源：《2003—2006 年中国卫生统计年鉴》。

执业助理医师是指具有《医师执业证》及其“级别”为“执业助理医师”且实际从事医疗、预防保健工作的人员，不包括实际从事管理工作的执业助理医师。执业助理医师类别同样分为临床、中医、口腔和公共卫生四类。

注册护士是指具有注册护士证书且实际从事护理工作的人员，不包括从事管理工作的护士。

药剂人员包括主任药师、副主任药师、主管药师、药师、药士和药剂员。

检验人员包括主任检验技师、副主任检验技师、主管检验技师、检验技师、检验技士和检验员。

其他技术人员是指毕业于高中等院校化学、数学等非卫生专业，现从事卫生宣传、科研、教学等技术工作的人员。

管理人员包括单位负责人，主要从事医疗保健、疾病控制、卫生监督、医学科研与教学等业务管理工作的人员，主要从事党政、人事、财务、信息、安全保卫等行政管理工作的人员。

二、社区卫生服务中心专业卫生人员的构成

根据2002年的统计结果，表8-2—表8-4分别反映了在社区卫生服务中心工作的卫生人员中，按年龄、学历和职称分类的构成情况，所有数据均来自《2006年中国卫生统计年鉴》。

（一）按年龄划分

表8-2 社区卫生服务中心专业卫生人员的年龄构成 单位：%

年龄（岁）	合计	卫生技术人员						其他技术人员	管理人员
		执业（助理）医师	其中：执业医师	注册护士	药剂人员	检验人员	其他		
<25	10.0	5.7	2.0	14.7	8.9	13.3	21.8	11.7	4.3
25—34	27.9	28.0	26.6	32.7	18.4	22.4	24.5	17.6	14.8
35—44	20.0	17.1	17.9	25.4	22.8	16.9	18.2	26.2	25.9
45—54	38.6	43.7	47.1	26.7	47.0	44.5	32.2	41.9	49.0
55—59	3.0	4.6	5.3	0.4	2.3	2.6	2.7	2.6	5.7
>60	0.6	0.9	1.1	0.2	0.5	0.5	0.6	0.1	0.3

从表8-2中可以看出，年龄在25岁以下和35—44岁之间的医师比例，加起来在20%左右，特别是25岁以下的执业医师，比例相当低。而35—44岁之间的医师，正处在职业生涯的最好阶段，很少人愿意到社区卫生服务机构工作。

（二）按学历划分

从表8-3中可以看出，具有大学本科以上学历的医师比例不到20%，大多数医师的学历集中在大专和中专，这恐怕是造成人们对社区医疗没有信心的重要原因。虽然病人未必清楚医生的学历层次，但是他们能够把在社区工作的医师与大医院的医生进行对照，这种差异在很多情况下是比较明显的。

表 8－3　社区卫生服务中心专业卫生人员的学历构成　单位：%

学历	合计	卫生技术人员						其他技术人员	管理人员
		执业(助理)医师	其中：执业医师	注册护士	药剂人员	检验人员	其他		
博士									
硕士	0.1	0.1	0.1		0.1		0.2		0.4
大学本科	7.5	12.9	15.4	0.4	2.2	2.7	5.8	3.7	8.7
大专	27.3	38.0	40.4	15.0	15.5	17.7	19.5	19.6	35.9
中专	52.8	39.9	36.9	73.3	55.5	66.1	55.1	38.3	29.3
高中	5.3	3.8	3.3	5.1	12.0	6.4	7.3	14.5	14.3
初中及以下	7.0	5.2	3.8	6.2	14.7	7.1	12.0	23.8	11.4

（三）按职称划分

表 8－4 中的数据也不乐观，具有高级职称的医师只有 5% 多一点，而具有中级以上职称的医师也不到 40%，更不用说护士和药检人员了。虽然医疗护理水平不能简单地与学历和职称挂钩，但是这样的人力资源结构，显然不利于社区卫生服务工作的顺利开展。

表 8－4　社区卫生服务中心专业卫生人员的职称构成　单位：%

职称	合计	卫生技术人员						其他技术人员	管理人员
		执业(助理)医师	其中：执业医师	注册护士	药剂人员	检验人员	其他		
正高	0.3	0.5	0.6	0.1	0.2		0.2		0.2
副高	2.0	3.7	4.6	0.1	0.6	0.7	0.2	0.2	2.3
中级	19.9	27.7	34.2	12.4	11.1	14.6	7.7	6.0	21.0
助理	47.6	49.0	55.6	49.8	47.6	46.3	31.3	26.1	27.9
员/士	26.2	17.3	3.6	34.9	35.6	32.1	39.9	39.7	22.2
其他	4.0	1.9	1.3	2.7	4.9	6.3	20.6	28.0	26.4

在笔者参与调研的社区卫生服务机构中，已知在社区卫生服务机构工作的医师，大多参加过全科医师培训，并获得了资格证书。但笔者也注意到，在中国卫生统计年鉴中，“全科医师”并未作为单独的统计指标列出来，是否也说明在整个医疗卫生评价体系中，卫生监管部门并未将“全科医师”作为一种独立的职业称谓，像“执业医师”那样受到重视呢？或许，我们应当考虑把全科医师列为独立的统计指标，从而给予他们相应的职业认可。

第二节　全科医学教育

社区卫生服务是以社区卫生服务机构为主体，社区全科医师、护士为骨干；其服务对象是社区居民，侧重于妇女、儿童、老年人、残疾人和慢性病患者；服务内容集中于“预防、医疗、康复、保健、健康教育、计划生育指导”等六个方面；具有“以健康为中心，家庭为单位，社区为范围，需求为导向”的服务特点，最终实现有效、经济、防保结合、连续的基层卫生服务。

社区卫生服务机构承担了两项任务，即公共卫生服务和常见病、多发病的基本医疗服务。公共卫生服务属于公共物品，具有正外部性，但是在社区居民享受这些服务的时候，个体感觉不到明显的差异。而基本医疗服务则不然，由于每个人的健康状况各不相同，所以无论是在社区医疗机构还是在上级综合医院或者专科医院，不同病人接受同样的医疗服务时，效果固然不同，即便是同一个病人在其所接受的医疗服务中也可能存在结果上的差异。所以，人们对社区医疗服务的关注点，自然而然地放在了社区医生和护士的医疗护理水平方面。

就社区卫生服务机构的人员配备而言，按每名全科医师服务5000名居民的低限标准计算，全国5亿城市居民至少需要10万名全科医师，而根据表 8-1 可知，即使所有从事社区卫生服务工作的执业医师均已获得全科医师资格证书，仍有 2/3 的人力资源缺口。因此，这是一项长期而艰巨的人才培养任务。

全科医疗是将其他许多学科领域的知识和技能整合于一体的临床专业服务，也是现阶段世界各国公认的基层医疗的最佳服务模式。鉴于全科医学在国外具有比较长的发展历史，我们有必要了解他们在全科医师培养方面的特点，以便为我国的全科医师培养提供宝贵的经验。

一、国外全科医学的发展

1900 年以前，通科医疗（General Practice，GP）是各国医疗界的主体，也被称为全科/家庭医学的原始形态，可以说 19 世纪是通科医生的时代。当时 80%左右具有正式职业的医生都是通科医生，这些医生在社区开业，真诚地为患者提供周到细致的照顾，如经常出诊，详查病情，为患者家庭的所有成员提供医疗服务，亲切友善地与病人交谈，熟悉病人的家庭环境等。他们是社区居民的好朋友、照顾者和咨询者，在社会上很受尊重。

随着专科医学在医疗及其医学教育领域的逐步发展，其重要性日渐突出。从 1906 年起，约翰·霍普金斯（Johns Hopkins）大学的毕业生弗莱克斯纳（A. Flexner）在卡内基教育促进基金会和医学院教育常设委员会的支持下，走访了美国的 175 家医学院，批评医学院的教育水平落后，极力主张应加强生物医学教育及其研究，之后美国关闭了 50 多家不符合标准的医院。1910 年，弗莱克斯纳完成了对约翰·霍普金斯医学院的报告，特别肯定了该校将临床医疗、教学和科研融为一体的新型教育模式，从此改变了医学教育的方向。该报告加剧了医学专科化的发展趋势，1917 年眼科专科学会率先成立，其后各种专科学会及专科医师培训项目陆续出台。到 1930 年左右，专科化的趋势极为显著，此后欧美各医学院校相继按照不同的专业要求组织教学，从此医学开始了其意义深远的专科化进程。

虽然当时也有不少人在大力宣传全科医师的重要性，但并没有受到重视。在第二次世界大战期间及战后的20世纪60年代，科学技术的迅猛发展和专科医生地位的提高，促使医科学生优先选择专科训练，专科医疗进入了兴盛时期。医学的专科化形成了以医院为中心、以专科医生为主导、以消灭生物学疾病为目标的思维模式，医生因此成为对疾病自然发展史线索的搜寻者，并确立了他们的特权地位；病人则因不可能再了解自己体内的细微变化而处于无能为力的位置。

在先进技术和仪器设备的支持下，医生很少再去访视和守候病人；而医院里由于装备了各种诊疗设备，又集中了一批懂得新技术的专科医生，因此比社区里的通科诊所更吸引病人。于是通科医疗一度被社会所冷落，通科医生数量开始减少。如在1900年，美国每600位居民就有1位通科医生，到了1960年，每3000位居民才有1位通科医生，其锐减情况详见表8-5[①]。到1970年时，专科医生与通科医生的比例为4:1，恰好与1930年的情形相反[②]。

20世纪50年代后期，由于人口老龄化进程的加快、慢性病和退行性疾病患病率的上升，以及医疗费用的上涨，民众开始感到就医不便或照顾不完整，通科医疗再次受到重视，并被赋予新的内涵和使命。英国、美国、加拿大、澳大利亚等国相继建立了全国性的通科医生学会，在1960—1970年期间，美、加两国又将该学会更名为家庭医师学会。更有意义的是，他们不仅将通科医师改称“家庭医师”（family physician），还将其提供的服务称为“家庭医疗”

---

① 李孟智主编：《家庭医学与全民健保医业管理（第三版）》，台北：哈佛企业出版社1993年版。

② 梁万年主编：《全科医学》，北京：高等教育出版社2004年7月版，第2页。

(family practice)，将其赖以实践的知识基础称为“家庭医学”(family medicine)。1969年，美国批准家庭医学成为第20个医学专科，标志着一个临床二级新学科的诞生。至此，通科医疗进入专业化领域。上述重要事件促进了基层医疗队伍的发展，经过规范化的专业培训后，在社区开业的家庭医生数量开始增加。

表8-5 20世纪30—80年代美国全科医师数量变化情况

年份	全国医师数	私人执业医师比例（%）	GP占私人执业医师的比例（%）
1931	150425	89.2	74.5
1940	165290	86.5	66.1
1949	191577	78.5	49.9
1959	225772	71.1	36.3
1967	294072	64.6	21.3
1975	388626	79.6	28.0
1985	545986	86.2	27.1

与此同时，英国与英联邦国家也像美国、加拿大一样建立了通科医学这一新型学科及其培训制度，但在英文字面表达上并未改变General practitioner的称谓。香港全科医学院成立于1977年，同样沿用GP作为其称谓，但是，为了改变人们对“通科医生”只通不专、缺乏专业训练的不利影响，将general的译文从“通”改为“全”，以示其服务全方位、全过程的特点。这样，世界上便出现了全科医生和家庭医生这个一种医生两个名称的事实。

在各国政府和相关从业人员的大力支持下，家庭医学的教学与训练得到快速发展。在21世纪到来之前，世界卫生组织与世界家庭医生组织共同指出：在新世纪中，全科医生与专科医生的比例至少应达到1:1，才能满足民众对基层卫生保健的需要和需求。由此可见，加速发展全科医学、培养适应民众需要的全科医生，已成为很多国家发展基层医疗保健服务的重要任务之一。

二、我国全科医学的发展

20世纪80年代后期，我国正式从国外引进全科医学观念。1986年和1988年，中华医学会派代表参加了在伦敦举行的世界全科/家庭医生组织年会（World Organization of National Colleges, academies and academic Association of general practitioners/family physicians, WONCA）及在香港举行的亚太地区会议，分别邀请了时任WONCA主席的Dr. Rajakumar（1986—1989年主席）和李仲贤博士（Dr. Peter Lee，1992—1995年主席）到北京访问，随后李仲贤博士又在国内进行过多次高层访问和研讨，介绍全科医学的概念及其在国外所取得的成效。1989年底，李仲贤博士的热心努力收到了良好的效果，当年11月，第一届国际全科医学学术会议在北京召开，同时成立了北京全科医学学会，会址设在首都医科大学（原首都医学院）的全科医学培训中心。

1993年11月，中华医学会全科医学分会成立，标志着我国全科医学学科的诞生。随后几年，学会继续得到WONCA的支持，此外还得到来自美国、英国、澳大利亚、加拿大、以色列、中国台湾、中国香港等多个国家和地区全科医学专家的技术支持。通过国内和国际间的学术交流与合作，全科医学理论在中国逐步推广，学术界开始认识并研究全科医学的相关理论和服务模式。

1996年，在中央政府有关部门的支持与推动下，全科医学的发展有了重大突破，在全国范围内开展了上百个全科医疗或社区卫生服务站的试点工作。有关全科医学的培训也有一定的发展。首先，在几所大学（如上海复旦大学、浙江大学医学部邵逸夫医院等）建立了三年制的全科医学住院医师培训项目，有近20所医学院校成立了全科医学教研室，开展医学本科生的全科医学教育和在职、转岗培训工作。2000年7月，首都医科大学成为卫生部直属的第一个全科医学培训中心，并以此为核心建立了全国的培训网络，开展全科医学师资培训和全科医生骨干培训工作。此外，中华医学会全科医学分会与国家医学考试中心共同制定了全科医师任职资格和晋升条例。

三、全科医学教育发展的新阶段

为了配合社区医疗首诊制的顺利展开，应加强对全科医学教育的宣传力度，因此首先要提高对全科医学重要性的认识。从某种意义上讲，这既是一项针对现有卫生技术人员的思想认识教育，也应面向医学院校的在读学生以及打算就读医学院校的莘莘学子，还应在全社会大力开展对全科医学的宣传，让每个人都了解全科医学和专科医学的差异，逐步转向从全科医生那里寻求基本医疗帮助。从欧美等国全科医学再度兴起并发展的历史来看，这项工作既需要医学人力资源的培养，也需要相关医疗保障政策的支持，所以是长期而艰巨的任务。针对我国的现状，应采取以下措施完善社区卫生人才培养体系。

（一）加强全科医学、社区护理学教育和学科建设

高等院校要充分发挥学科建设和人才培养方面的优势，整合教学资源，加强师资队伍建设，制定全科医学、社区护理学师资队伍的建设规划，在人员编制、职称评聘和工作量考核等方面给予必要的支持，鼓励高水平临床教师和临床专家承担全科医学教学任务，参与社区卫生技术人才的培训。支持全科医学、社区护理学的学科建设与发展，有条件的医学院校要成立全科医学系、社区护理学系，并将该类学科纳入学校重点建设学科的整体规划中。加强医学生的全科医学和社区护理学教育，应向医学类专业的学生开设全科医学概论等必修课程，并尽可能将全科医学基本理论教育和技能培养融入教学的整个过程之中。护理学本、专科的专业教育必须开设社区护理学课程，应组织医学生和护理学学生到社区卫生服务机构见习或实习。

（二）开展社区卫生服务人员岗位培训

对已经从事城市社区卫生服务工作的人员和由其他医疗机构转入社区开展医疗卫生工作的有关专业人员，应采取脱产或半脱产的方式进行符合社区卫生服务要求的岗位培训，并须通过由相关卫生、中医药行政部门统一组织的考试，力争在2010年以前，确保在社区工作的所有卫生技术人员达到相应的岗位执业要求。培训内容应结合不同岗位要求，有一定的针对性，从而达到理论联系实际的目标。与此同时，还要积极开展全科医学的规范化培训工作，有关医疗卫生机构要承担相应的培训任务，逐步建立健全全科医学的规范化培训制度。

（三）完善继续教育，提高培养能力

进一步明确对城市社区卫生技术人员的继续教育要求，加强管理，完善制度，促进卫生技术人员继续教育与使用管理的紧密结合。应采用多种途径和手段，加强全科医学师资培养，加快社区卫生人才培养的临床和社区基地建设，充分利用现有资源建设一批能体现全科医疗服务模式，以及防治结合特点的示范性社区卫生人才培养基地。争取到2010年，在每个地级市建立至少1—2个社区卫生服务人才培养示范基地，从而在全国范围内开展社区卫生服务工作，让社区医疗卫生服务真正成为控制医疗卫生费用的有利手段。

（四）加强医学人才层次观念的全方位教育

医学人才是分层次的，但在现有的对医学人才的认识当中，认为那些在大医院工作的是人才，而在社区卫生服务机构工作的医护人员不能算作人才。这是非常错误的观念。政府应当通过加大宣传力度和制定不同的人才培养和扶持政策，逐步改变整个社会对于医学人才的评价标准。按照人才学的一般观点，在某个学科领域内做出突出成就者方称为人才①。医学则不同，医学从国家级的最高医

① 刘振华主编：《医学人才学》，北京：清华大学出版社2005年版，第58页。

疗机构到乡村医生，二者的差距看起来虽然很大，但他们所从事的工作具有许多共性，比如都要为病人诊断、治疗、护理等；而且其目的是一样的，都要为患者治病，使其尽快康复；也都是从事对疾病的预防和医治工作。从这个意义上讲，怎么能因为他们所处位置的不同，强调在医院工作的医生是人才，而从事社区卫生服务的医生就不是人才呢？倘若国家不能在这种人才观念转换方面做出必要的努力，新一轮以社区卫生服务机构作为公共卫生服务和基本医疗服务手段的改革，很可能会遇到新问题，而看病难的老问题仍然无法得到真正的解决。

第三节　薪酬管理与激励机制

城市社区卫生服务机构一般属于公立医疗机构，但这并不意味着重新回到吃大锅饭的老路。我们必须顺应新形势的发展，建立健全与新型社区卫生服务体系相适应的薪酬管理与激励机制。

一、薪酬管理

根据人事部等五部委颁发的《关于加强卫生人才队伍建设的指导意见》（国人部发〔2006〕69号）文件，社区卫生服务机构的卫生技术人员和管理人员，要参照国家事业单位人员聘用制度的有关规定，通过公开招聘，竞聘上岗，实行择优聘用和合同管理方式，这是对完善人员聘用制度的初步要求。另外，还要实行严格的岗位考核，主要以专业水平、工作绩效、接受服务的居民满意度等因素作为考核条件，实行定性与定量考核相结合、聘期考核与定期考核相结合的原则，并将考核结果作为续聘、解聘或岗位调整的依据。

同国外全科医师的独自开业相比，我国的全科医生在社区卫生服务机构工作，虽然采用聘用制，但所占编制隶属于社区卫生服务机构，目前来看，其收入来源并不取决于诊治的病人数或者签约的家庭数，而是取决于许多无形的因素，如专业水平、工作绩效或满意度等。

笔者以为，这很难成为社区医护水平大幅度提高的决定性因素。举例来说，在“接受服务居民满意度”这项考核指标里，如何实施这种考核，很值得研究。对医生满意度的考核，应该从病人是否愿意找医生看病来加以评判，所以在对满意度进行考核时，应当把定性因素定量化，实行岗位工资和效益工资的双重薪酬标准。平常情况下，每月根据岗位核发基本工资。每季度或半年，应根据社区医生和护士诊治或护理的病人数作为效益工资的考核依据，仍由财政或上级主管部门发放。

随着全科医生或家庭医生教育的普及，以及从事全科医生这一职业人数的增多，逐步推行全科医生与社区家庭签约制度，并建立以此为基础的薪酬管理模式。与此同时，给社区居民在更大范围内选择医护人员的自主权，比如，挂靠在社区卫生服务中心（站）的全科医生，采用在社区卫生服务中心服务范围内网上挂牌的方式，面向整个社区的居民，逐步推行新型社区医疗服务形式，促使社区医护人员以更高的业务水平和更好的服务态度争取更多的病人。

二、激励机制

根据目前社区卫生服务机构的需求，全科医生的主要来源可能是中年甚至退休医师，他们具有丰富的专业经验，有些还具有较高的学历和技术职称，在经过必要的全科医师培训并获得相应的资质之后，将为新兴的社区卫生服务带来知识和经验，他们应当是宝贵的全科医师人才。护士人选应以经验丰富为主，因为社区卫生服务机构里的病人多为老年人或者“老”病号，缺乏经验可能带来不必要的麻烦。

在社区卫生服务机构发展的初级阶段，为了在更大程度上鼓励符合条件和有经验的医护人员参与社区卫生服务工作，除了保证其工资水平尽可能不低于同一城市综合医院或专科医院的水平以外，还可采用其他的经济激励机制。比如湖北省武汉市，为解决社区卫生人员的后顾之忧，推进用人制度改革，将那些由原街道医院转制的社区卫生服务机构的职工（包括退休人员）纳入城镇职工养老保险。2005年，一次性投入6000万元，为社区卫生服务机构人员办理了养老保险。

除了经济激励手段之外，还应建立并完善全科医生的职称评定制度，并给予政策倾斜。比如凡是到社区卫生服务机构工作的医护人员，可以提前一年参加全国卫生专业技术资格考试等。另外，还要分别制定全科医生和专科医生的职称评定标准，同时建立卫生技术人员之间的双向流动机制。当然，这种流动机制可以借鉴国外对于全科（家庭）医生和专科医生的管理经验，建立具有中国特色的医护人员管理制度。

在德国、日本、加拿大等国，除了家庭医生参与社区卫生服务工作以外，还有约1/3的专科医生从事社区卫生服务工作。而在美国，虽然从事社区卫生服务的医生都有家庭医生资格，但许多家庭医生仍然根据工作需要、自己的兴趣或背景，选择一定的专科进行发展，我国政府有关部门完全可以在这方面给予从事社区卫生服务的专业人员相关的政策扶持。另外，有些医院的专科医生在从业一定年限之后，也应在培训时间和费用方面给予必要的支持，鼓励他们参加全科医生培训和资格考试，等他们通过之后，如果选择在社区卫生服务机构工作，还能够同时保留其专科特色。

在目前社区卫生服务机构紧缺全科医生的情况下，自2007年4月1日开始，北京市卫生局率先在全市18区县正式启动“大医院对口支援社区卫生服务”工作。按照“对口支援工作”的要求，大医院中级职称以上的临床医生每年必须到社区服务不少于15天。虽然社区医院没有大型检查和诊疗设备，但是大医院医生进社区后可以开设健康大课堂，向社区居民传授健康知识。同时大医院医生还要指导社区医务人员，做好下转病人的护理、康复等工作。当然，在这项对口支援工作中，应注意提高临床医生在社区服务的实际效率，笔者认为，这种对口支援不是简单地门诊专科治疗，而应结合不同社区的实际健康状况，通过专家和社区医生联合会诊的形式，在诊治社区病人的同时，提高社区医生的业务水平，达到专家下社区的最终目的。

除了北京市卫生局启动的这项工作以外，目前来看，比较实用的激励机制还是鼓励社区卫生服务机构现有的医护人员参加由政府部分甚至全部经济支持的岗位培训，尽快提高他们的全科医学专业水平和技能，更好地投入到社区卫生服务工作中去。

第九章 城市社区卫生服务体系的监管问题研究

在我们的日常生活中，监管似乎无所不在，从而带给人们许多的疑问：一般而言，收入水平的增长与政府监管的增长似乎保持着正相关关系，那么我们能否说监管是好事？或者如另一些人所说，监管是经济和社会进步的障碍？如果是后者，为什么美国和欧洲社会却能成长起来？就某种具体的经济行为来说，究竟多大程度的监管才是合适的呢？我们所观察到的实际监管水平到底是有效率的社会选择的结果，还是由其他同等重要的因素在发挥作用呢？在讨论城市社区卫生服务体系的监管问题之前，我们必须对上述疑问进行合理的诠释。

第一节 监管及其作用

一、监管的含义

监管，监督管理之意。监督的英文通常翻译为 supervise 或 oversee，含有自上而下看着的意思，似乎表明这是一种上层管理下层的方式。但有学者认为“监管”的英文是 regulation，也常被译为

"管制"或者"规制"。[①] 本章首先对其含义进行解释和说明，但是为了统一与同类文献之间的表达，除特定情况之外，沿用"监管"一词。

监管是有特定含义的。维斯卡西（Viscusi）等学者认为，监管是政府通过法律的威慑限制个体和组织的自由选择，其目的在于限制经济行为人的决策。[②] 美国著名监管经济学家丹尼尔·F. 史普博（Daniel F. Spullber）认为，监管是行政机构制定并执行的直接干预市场机制或间接改变企业和消费者供需决策的一般规则或特殊行为[③]。但在《新帕尔格雷夫经济学大辞典》中，监管（管制）又被定义为政府为了控制企业的价格、销售和生产决策而采取的各种行动，政府公开宣布这些政策是要努力制止没有充分重视"社会利益"的私人决策。[④]

从上面的简单综述中，可以看出"监管"在这里的含义主要是指政府监管部门，依照一定的法规对被监管者（通常为企业）所采取的一系列管理与监督行为。本章即将讨论的城市社区卫生服务体系的监管问题，却是与上述政府监管企业不完全相同的一种思路，但又很自然地被视为政府的职责。那么在已承担多项职能的社区卫生服务体系（如提供医疗保障制度、公立医疗服务）中，政府究竟应当履行哪些职能？政府能够监管社区卫生服务体系中的政府职能吗？倘若不能，究竟应当由谁并以何种方式监督政府的相关职能呢？这些都是本书希望探讨的问题。

---

① 仇保兴、王俊豪编著：《中国市政公用事业监管体制研究》，北京：中国社会科学出版社 2006 年版，第 3 页。

② Viscusi, W. K., J. M. Vernon and J. E. Harrington, Jr., 2000, Economics of Regulation and Antitrust, Massachusetts: The MIT Press, p295.

③ 丹尼尔·F. 史普博：《管制与市场》，上海：上海三联书店、上海人民出版社 1999 年版，第 45 页。

④ 布雷耶尔和麦卡沃伊："管制与放松管制"，载《新帕尔格雷夫经济学大辞典》（第四卷），北京：经济科学出版社 1992 年版，第 137—143 页。

二、监管在政府管理职能中的地位

一般认为，政府管理职能包括经济调节、社会管理、公共服务、政府监管和直接经营管理五类[①]。其中，政府直接经营管理是指政府站在出资者的立场上，参与企业的治理结构或以直接介入市场的方式对微观经济主体实施的一种直接管理，社区卫生服务体系中的公立卫生服务，恰好能够反映这种政府直接经营管理的思路。政府监管则是政府为了提高经济效率，针对市场失灵而制定与实施的公共政策和行政法律制度，其目的是纠正市场失灵，避免或减少由个体自由决策可能带来的损害。需要指出的是，市场失灵的存在说明政府监管的必要性，但它也限定了市场经济体制下政府监管的边界，即监管的目的是弥补市场失灵而不是取代市场机制。因此，如何在社区卫生服务体系中，更好地实现对这项公共服务的监管，是我们重点考虑的问题。

监管可以分为三种基本类型。一是经济性监管，它是针对具有自然垄断性或存在严重信息不对称的特定产业而进行的，主要对其准入、退出、价格、服务质量、投资等方面的企业决策实施相关的制约和限制。二是社会性监管，主要以保证劳动者和消费者的安全、健康、卫生、环境保护及防止灾害为目的，对产品和服务的质量，以及伴随着提供它们而产生的各种活动制定相应标准，并实行禁止或限制特定行为的监管。三是反托拉斯监管，主要是对垄断和不正当竞争、不公平交易的制约和限制。在具体实践中，对某些产品和服务质量的监管，既可被视为对市场主体行为的经济性监管，又可被看作是社会性监管。医疗卫生服务便具备上述两种类型的特点。

---

① 仇保兴、王俊豪编著：《中国市政公用事业监管体制研究》，北京：中国社会科学出版社 2006 年版，第 5 页。

由于现阶段我国公共物品供给的总体水平偏低、公共物品供给结构不尽合理，导致人们对公共物品的需求不能得到很好满足。造成这种状况的主要原因是政府提供公共物品的领域过宽和采取垄断的方式加以提供。但是政府提供公共物品并不完美，往往缺乏人们对公共物品需求的回应性，甚至忽略了人们对公共物品的某些需求，导致人们对很多公共物品的需求得不到及时满足甚至根本得不到满足，也就是说政府在提供公共物品上存在效率不高的问题。同时，还应该注意到，技术进步、环境变化和制度选择等因素的存在，使得市场也已经越来越多地介入到公共物品的提供中去了。

根据研究分析，已知竞争性行业的经济性监管会减少社会福利，在具备自然垄断特点的准公共物品行业内，政府的合理监管能增加社会福利。因此，对于竞争性行业，应放弃经济性监管转而加强社会性监管，而公共物品和准公共物品的提供则应随着技术约束和市场约束的变化，采用与此相适应的政府监管方式。在社区卫生服务体系中，涉及到医疗服务提供、药品管理、人力资源管理，以及多种公共卫生服务项目的提供，这些内容分属公共物品、准公共物品，甚至私人物品，因此要求我们针对不同物品的特性和监管内容，分门别类地采用适当的监管方式，从而使监管真正能够在社区卫生服务体系中发挥有效的作用。

三、监管的潜在问题

事实上，无论在公共领域还是在私人领域，监管的作用基本相同，但其所处的环境应有所不同。当我们把传统的针对私人领域的监管方法应用于公共部门时，需要对这些方法重新解释。一般来说，监管可能存在以下问题：

1. 事后监管

竞争政策是一种事后监管，它主要处理与市场势力有关的问题，如滥用市场势力或者垄断等。但将“市场”两字去掉之后，上述问题同样会出现在公共部门领域。比如在公共部门领域，下列情况可能导致不受约束的权力：（1）消费者没有太多的其他选择；（2）层级关系；（3）对信息流的控制[①]。由于公共部门拥有的权力可能被滥用并导致过度膨胀，有必要建立具有普遍意义的竞争政策从而控制这些组织不恰当地使用权力。

2. 事前监督

对经济权力的事前监督是因为企业的激励机制和社会目标之间存在冲突，需要对权力的使用进行事前约束，以减少上述冲突。同样的问题也存在于公共部门中。事实上，公共部门组织的行为或多或少地都会受到私人部门利益的影响，对公共部门实施事前监管的目的之一，就是希望通过直接施加限制、设立标准、制定规则或指南来创造一种与社会目标更加协调的激励机制。

3. 可能存在外部性

公共部门组织之间也可能存在外部性。比如，某公共部门的行为可能会影响其他公共部门的业绩，而这种影响既可能是正面的，也可能是负面的。从这个意义上讲，公共部门在追求其自身目标的同时，不一定有助于实现更加广泛的社会目标。而对公共部门实施监管的任务之一，就是要想办法协调不同部门的激励机制，从而削弱直至消除其外部性。

4. 信息流动的改进及其控制

尽管难免产生问题，竞争市场仍然能够较好地发现信息、使用信息和传播信息。比如，买方掌握的信息往往不如卖方，因此，有可能丧失有利的交易机会。从某种意义上讲，市场监管能够改善信息的流动，如通过提供公共信息或者强制交易各方披露信息使市场更加有效。与此相类似，在公共服务提供中，如何加强对信息流动

---

① 乔治·亚罗夫：《公共服务供给的政府监管》，载《比较》（第16辑），北京：中信出版社2005年版，第147页。

的改进及其控制，业已成为公共服务监管的关键因素。

由于不同公共部门组织之间存在差异，因此监管体制必须适合具体的运行环境。举例来说，监管条例可以强制要求营利性机构提供一般服务，因为如果没有该项要求，有些人在营利性机构可能无法享受到相应的服务。但在公共部门，一般服务可以直接强加于相应的公共部门组织，如公立医院中的公共卫生服务等。这也是为什么我们可以在政策上鼓励营利性医疗机构参与社区卫生服务，但又不能事先将其包括在区域卫生规划的重要原因。

诚然，上述差异并不像表面上看起来那么显著。要监督公共部门组织的业绩是否达到预期目标，需要建立某种机制。但是，就一般服务的义务而言，这种监督活动也许与营利性机构的监管者所进行的监督活动没有本质的差别。尤其是在本书讨论的社区卫生服务领域，如果服务的提供方既有营利性机构，又有非营利性机构，甚至包括公立医疗机构本身，那么不管公共部门组织是否打算追求某种目标，我们都可以在监管体制中合理地引入公共目标。显然，作为新型医疗卫生服务体系的基础环节，城市社区卫生服务已经成为公共服务体系的重要组成部分。

第二节 监管内容及形式

一、国外监管的内容和形式

一般而言，对医疗行业的监管包括两个层面的含义：政府监管和行业自律。我们可以借鉴国外的相关实践并从中得到启示。

（一）国外监管的内容

首先是挪威的经验。挪威实行的是公共健康保险计划，即国家为所有符合条件的人提供医疗保险。该国的监管包括有三方面的内容：自我监管、政府监管和实施控制。[①] 但从 1984 年开始，挪威的监管法（Supervision Act）成为其医疗服务系统的重要组成部分，这部法案制定了各种监管条例，并授权挪威卫生署（Norwegian Board of Health）代表国家实施监管。该监管法案规定了三方面的内容：医疗服务需求和供应的国家级监管、医疗服务和提供的监管，以及注册医疗从业人员的监管，[②] 分别对病人、医疗机构（含各类医院），以及医生和护士等相关人员实施监管。

相比较而言，美国的医疗监管，更确切地说是规制（Regulations）则采用完全不同的方式。因为美国主要采用私人医疗保险计划和 Medicare（老年人）、Medicaid（低收入和残疾人群体）、S－CHIP（儿童）、VA（退伍军人）等政府医疗保障计划，所以，美国的医疗监管与其政体结构、医疗保障计划与服务提供体系等是相匹配的，而且其监管重点在于控制医疗费用。以 Medicare 计划为例。其护理机构必须是 Medicare 指定的；如果家庭医疗保健机构希望参与 Medicare 计划，还必须同时得到社区健康委派计划（Community Health Accreditation Program，CHAP）的认可。在 Medicare 里，医院偿付（reimbursement）采用的是预期支付制度（PPS），但是在某些州，PPS 却被扩展到适用于所有类型的支付者[③]。我们在第七章提到的按病种付费（DRG）制度，也是一种针对医院价格的规制。显然，在美国针对不同医疗保障计划或者不同受益人群的规制，更接近于微观而具体层面的监管（regulation），而不是自上而下的监管（supervision）。

---

① Håkon Aune. Self － regulation and Government regulation：Implementation control. University of Oslo，1999：85.

② Anne Wyller Shetelig. Supervising the National Health Care Services. University of Oslo，Center for Medical Studies，Moscow. 1999：78.

③ Thomas A. III Abbott and Michael A. Crew. Lessons from Public Utility Regulation for the Economic Regulation of Health Care Markets：An Overview. Kluwer Academic Publishers. 1995：22.

法国的情况又不相同。根据法国社会保障局负责人伊丽莎白·那伦在《法国社会保障及其监管机构》[①]一文中的介绍，法国采取的是国家监督与管理方式，社会保障全部由国家统一安排。议会每年根据名为《社会保障财政法》的法律文件确定支出的方向。然后，确定医疗保险的国家支出目标。议会在制定这些标准时，将考虑经济、人口及其健康状况等因素。同时，通过法律制定对国家社保资金管理局的所有管理形式。最后，由议会确定或取消社会保障的给付种类。

（二）监管的一般形式

理查德·吉尔伯特（Richard Gilbert）在那篇名为《产业监管的范式及其政治经济学》[②]的文章中，分别从供给和需求两个方面分析了政府监管。从监管的供给方面，他把监管政策归纳为七种形式：一是公有化；二是对专营权或者垄断权进行竞标，并且在发放垄断权之后继续实行监管；三是以成本为基础的监管，这在美国非常普遍；四是基准比较监管；五是激励监管；六是反托拉斯或者反垄断政策；七是有选择地放松管制或者分拆。

更进一步的分析可以看出，公有化中的最大问题在于公有企业的运作往往缺乏透明度，因此很难判断它们制定的服务价格是否符合其成本。

以成本为基础的监管，在美国的很多行业中普遍采用。这种监管的第一个关键的问题在于成本计算中究竟应该包含哪些因素，或者说，由于价格必须依据成本来制定，那么价格中所包含的成本因素如何确定呢？第二个关键问题是应根据何种标准来设定价格，才能补偿投资的成本。以成本为基础的监管也存在很多漏洞，特别是

---

① 孙建勇主编：《社会保障基金监管制度国际比较》，北京：中国财政经济出版社2004年版，第253—255页。

② 理查德·吉尔伯特：《产业监管的范式及其政治经济学》，载《比较》（第13辑），北京：中信出版社2004年版，第68—71页。

在医疗卫生服务领域，如何确定医生的服务水平就是很大的难题。这个问题如果不能得到合理解决，必将影响整个行业服务水平的提高及其监管。

就反垄断政策而言，很多国家是由同一个政府机构执行监管和反垄断的职能，但是，监管和反垄断在本质上存在许多差异。首先，反垄断政策并非针对某个特殊的行业，而监管则相反；其次，反垄断不会强制设定产品价格，监管则对价格制定有重大影响；另外，至少在欧洲和美国，政府的反垄断行为主要是关注公司的行为，而不是其最后结果，这也和监管有所差别。

二、社区卫生服务监管的内容和形式

如前所述，在我国的社区卫生服务体系中，将涉及到医疗服务提供、药品管理、人力资源管理以及多种公共卫生服务的提供等内容。而常用的监管形式主要包括：市场准入与退出、价格、质量、安全、标准、网络和竞争秩序监管。

（一）监管内容及其目标

就医疗服务提供而言，由于社区卫生服务体系肩负着解决“看病贵”和“看病难”问题的重任，而且将以公立医疗机构为主，因此价格监管和质量监管应放在首位。合适的医疗服务价格既能达到控制医疗费用的目的，又可以起到引导医疗市场价格走向的作用，所以低价的医疗收费和平价的药品支出，将成为价格监管的主要对象。医疗服务质量是人们就医时最为看重的因素，在以药养医的年代，正是因为医疗服务定价的不合理，才造成了“红包”现象屡禁不绝。而病人或其家属塞给医生的“红包”，可以被视为寻求医疗服务水平和质量保证的依据之一。如果不考虑医生的道德水准，便可由此解释医术高者红包更鼓的原因。之所以不评价医生的道德水平，是因为在红包泛滥的年代，医生不收红包可能给病人及其家属带来很大的心理负担，同时也会被同事另眼相看。从某种意义上讲，“红包”现象屡禁不止并非简单的医德问题，而是人们对“性价比”的更高要求。

另外，如何监管社区卫生服务机构中的转诊，也是质量监管的重要内容之一。既要监督不必要的转诊，又要保证病人的及时转诊，这既是对医疗服务提供的监管，也是对全科医生医疗质量的监管内容。由于卫生技术人员的工作具有垄断性，而且医护人员和病人之间存在着信息不对称，所以应采用市场准入与退出的监管方式并严格执行。除此之外，还应对医护人员实行计算机网络化管理，居民可以在一定范围内自由选择医生，以便形成更加有效的社会性监管。

市场准入与退出监管同样适用于药品管理。由于药品的特殊性，还应对其实行质量、安全和标准监管。首先对于社区卫生服务体系中的药品，至少就其初期来讲必须实行价格监管。目前来看，部分地区开始实行的“零差率”政策可以被视为有益的尝试，即由政府通过财政补贴对社区卫生服务机构进行相关的经济补助。2006年12月24日，北京市卫生局宣布在全市2600多家社区卫生服务机构全面实行“零差率”销售，312种社区常用药将统一按购入价出售，此举将为病人带来约36.1%的优惠幅度。[①] 作为一项好的政策，在实现价格监管的时候，有可能带来新的问题。比如在药品招标采购过程中，如何监管那些以招标名义巧立名目乱收费，或者凭借买方市场的强势地位，压缩医药企业的生存空间等一系列不当行为，也值得深入研究。2007年3月10日，广东省采用药品挂网采购的方式，对7484种药品进行网上竞价采购，[②] 将电子商务手段用于政府采购，成为药品价格监管的有效手段之一。

---

① 方芳：“北京312种常用药今起降价，社区医院药价下降36%”，《北京娱乐信报》2006年12月25日。

② 游曼妮：“广东药品采购定价采用‘封闭式网络对话’”，《信息时报》2007年3月10日。

在医疗质量监管中，由于所谓的新药层出不穷（2005年我国获得审批的新药达一万多种），医生也无法真正了解新药的风险（尽管许多药品只是名称上的差别，但毕竟有些药品已经被修改过分子结构），长期来看，药品潜在的副作用将增加整个医疗系统的负担，而病人则承担了更多的风险，其中药品的过分供给和过分促销更是不容忽视的严重问题。它所反映的已不是疾病的本质、医生的疗法或者消费者的需求，而只是药品生产企业市场部的需求。但是，药品特别是处方药必须经由医生传递给病人，所以医生的处方很可能随着新药的泛滥为病人带来风险。如何对药品和医生实施监管，必须引起重视。

根据卫生部长高强2007年3月在全国卫生工作会议上的讲话，我国将逐步实行国家基本药物制度，并将其作为国家药品政策的核心。国家按照安全、有效、必需、价廉的原则，制定基本药物目录，由此政府将招标组织国家基本药物的生产、采购和配送，并逐步规范同种药品的名称和价格，保证基本用药的安全，严格药品管理，降低药品费用。希望在这样的指导思想之下，我国的药品监管工作确实能够得到重视，并在社区卫生服务中加以认真落实。

（二）监管形式及其发展

简单说来，政府可以通过建立各种规章制度影响资源的配置。比如，政府既可以完全禁止某些产品和活动（如违禁药品的生产和消费），也可以规定产品或服务的生产方式和消费价格（如近两年药品的多次降价）。更进一步的讲，政府也可以通过立法来实现其监管。在医疗卫生服务领域，对市场的监管和规制可以采用多种形式，如许可证、行政命令、供给能力和服务项目及数量的管制，以及价格管制等。

在医疗卫生服务市场上，供给者具有设定价格的垄断力量，政府应当规范各种医疗卫生服务项目和药品的价格。但是，许多国家的经验表明，仅靠控制价格又是远远不够的，因为供给者还可以通过诸如诱导需求的方式增加服务数量，同时通过使用高价药的方式弥补因价格控制而减少的收入。所以，在过去的10多年中，世界各国纷纷放松价格监管转而强化质量监管①。从这个意义上讲，比较好的方式或许是既规范价格又控制数量，因此适当的医疗服务支付方式将成为非常关键的调控工具。

如前所述，监管的主要目的是为市场机制充分发挥其作用创造条件。例如，对进入壁垒的监管可以最大限度地鼓励“内部市场”(inside - market) 或“准市场”(quasi - market) 竞争并保证其公平性。针对服务质量的监管（如准入资格、认证制度、质量检查和相关信息发布等），可以弱化因信息不对称而引起的可度量(measurable) 问题，强化消费者对服务提供者的监督和约束，为竞争机制发挥优胜劣汰的作用创造条件。

总之，政府可以规范和督促服务提供者，要求他们对服务及收费情况向消费者尽可能提供透明和详尽的信息；利用各种手段（传播媒介，互联网等）发布医疗卫生知识和供给者的信息，促进和保证消费者自由选择的权利（例如在更多信息披露的基础上，病人自主选择医院和医生）等，都是比较有效的工具。因此，趋于完善的监管是市场机制在公共部门组织内外有效运作的重要保证。

第三节 如何评价监管结果

根据前面的介绍，美国和挪威这两个采用迥然不同医疗保障制度的国家，在进行政府监管或实施规章制度时，都存在不容忽视的问题：监管成本。任何制度的建立都是有成本的，而且不可能使所

① Michael Klein and Bita Hadjimichael. The Private Sector in Development: Entrepreneurship, Regulation, and Competitive Disciplines. D. C. the World Bank, 2003: 47.

有人满意。在对制度的执行情况进行监督时，如何把握合适的度将成为新的难点。监管不力意味着制度失效，过分监管则导致行政过度，两者殊途同归，终将表现为政府失灵。

（一）22次药品降价的背后

关于如何评价监管的结果，笔者以我国药品多次降价的过程说明监管不力和过度监管的后果。2007年2月28日，国家发展改革委员会宣布再一次降低药品价格，主要涉及278种中成药内科用药，降价金额50亿元左右，最大降价幅度达到81%。这是从1996年开始的第22次药品降价方案，但结果如何呢？一方面，列入降价名单的常用药很难再买到；另一方面，许多药品生产企业濒临亏损的边缘，而这两者之间存在着必然的联系。更重要的后果是，原本以解决“看病贵”为主要目标的药品降价，正在失去老百姓的信任，这才是我们必须关注的监管结果。

同年3月1日，中国医药企业管理协会在北京召集100多家医药企业开会，国内各主要医药生产企业领导悉数到场。会议的一项重要内容就是上书国务院，提交《关于改革“以药养医”机制的建议》，这是非常耐人寻味的。显然，对正规的医药生产企业来说，他们并未从“以药养医”中获得好处，反而深受药品多次降价之苦，这恐怕是国家发展改革委员会在一次次公布药品降价目录时所没有想到的。

当一项政策可能导致劣币驱逐良币时，监管部门应当从源头上寻找问题的起因。有意思的是，医药企业的代表们几乎一致认为，“只要不从‘以药养医’的根源入手，再降100次价，也解决不了问题”。[①] 显然，在15%加成比例的政策下，医疗机构更愿意购进高价药以弥补医院经营管理中的各种开销，包括高额奖金、良好的

---

① 李松涛、程刚：“连续降价让药企陷入恶性循环”，《中国青年报》2007年3月1日。

福利待遇、医院病房的豪华装修等。实际上，过高的药品初始定价也是由国家有关部门制定的，抛开在药品审批时存在着的腐败现象，这是否也说明药品定价部门，并没有掌握药品的真实成本呢？于是，定价的监管不力和降价的行政过度，便同时出现在我国目前的药品价格管理当中。

作者认为，政府是否应该对药品进行价格管制，是一个值得商榷的问题。作为企业，药品生产商应当遵循包括《公司法》在内的相关法律法规，并按照现代企业管理方式进行生产经营，政府对药品的监管应该体现在制定标准、监督质量和安全防范等方面。另外，政府可以根据实际情况，由专门机构对药品进行成本核算，或者审核由厂商报来的成本分析报告。对于某些特殊药品，政府可以实行最高限价政策，以规范药品供应市场可能的不正当竞争行为，而不是具体地规定药品价格。

真正的价格应当通过药品生产和流通的市场机制加以限定。比如，对于社区卫生服务机构的基本用药，政府应事先向全社会公布需要采购的药品目录，以及经过成本测算之后的最高买入价，通过基于买方的B2B电子商务交易，在规定时间之内完成药品的网上采购。这样的市场运作方式，既可以保证政府获得价廉物美的基本药品，又能够引导医药企业自行决定其生产计划。类似的方法应当比单纯的降价效果更好。

（二）如何协调各级政府间的关系

在公共服务提供的制度基础方面，还有一个非常重要的内容，就是各级政府之间的关系。许多公共服务是由地方政府提供的，因此，在绝大多数国家尤其是西方发达国家，各级地方政府都在公共服务提供中扮演着重要角色。

为了保证公共服务的提供能够达到比较满意的结果，必须存在一种有效的制度调节各级政府之间的关系。其中，更为重要的是政府之间的财政关系。特别是在经济发展不平衡的大国，如果各地的公共服务提供水平完全依赖于当地政府的财力和消费者的购买力，势必出现比较严重的不平等。因此，国家通过付费干预公共服务提供的重要内容之一，就是合理划分各级政府的财权和公共服务提供方面的责任，并以转移支付等手段支持经济相对落后的地区，尽可能减少基本医疗服务提供方面的地区差距，实现公平可及的目标。

关于这个问题，张春霖在《公共服务提供的制度基础：一个分析框架》这篇文章中，还提出上级政府与下级政府之间必须建立一种有效的协约关系，监督和评估下级政府的工作绩效，激励和约束其行为。[①] 20世纪90年代开始，许多发展中国家都实现了分权化（Decentralization）改革，赋予地方政府更多的服务提供之责任。该项改革在某些国家没能收到预期的满意效果，究其原因，一是由于政府之间的财政关系难以协调地区之间财力和服务供应水平方面的差距；二是上级政府无力激励和约束下级政府的行为。笔者认为，如果上下级政府之间的监督和评估是双向的，或许能够更加有效地达到其应有的效果。

（三）并非有关监管的结论

曾经有一个关于美国食品药品监督管理局（Food and Drug Administration，FDA）和药品帕纳巴（Panalba）的故事。帕纳巴是多种抗生素的混合物，1957—1970年间在市场上销售，属丁普强公司（Vpjohn Company）的产品。该产品的疗效较差，病人服用后，有的病情没有好转，有的还受到严重伤害甚至死亡。FDA和美国国家科学院都表示，帕纳巴在现代药品中不应有立足之地。但是，在对待该药品是否应该撤市的问题上，FDA和美国医学会持有不同意见，后者认为应该把决定病人健康的权力交给医生而不是政府监管机构。

① 张春霖：《公共服务提供的制度基础：一个分析框架》，载《比较》（第17辑），北京：中信出版社2005年版，第178页。

当时，FDA正在执行的公共政策强调以确凿的科学数据为依据，而普强公司和美国医学会则代表着两个强大的特殊利益集团，即大公司和医务人员。普强公司通过政治手段阻拦FDA的任何行动，双方僵持不下。最后，面对越来越多的科学数据和科学家的反对意见，普强公司不得不召开特别董事会。结果董事会不仅决定继续销售帕纳巴，而且决定积极采取法律手段，尽量延长药品的销售时间。

宾夕法尼亚大学沃顿商学院（Wharton School）管理学教授阿姆斯特朗（Amstrong）注意到这个案例后，在他的课堂上请学生们进行案例分析，并给出他们的选择。结果，不论他采用何种方式，只要在“董事会”没有外来人员的情况下，总有3/4左右的“董事会”成员选择“尽全力继续销售帕纳巴”，令他十分震惊。但是当“董事会”里加入了公众代表、股东代表和供应商代表之后，只有不到1/4的人做出上述选择。

更值得深思的是，这个实验在10个国家里被重复了91次，分别有2000人和23位实验人员参加。结果当“董事会”成员里不包括公司外部成员而且不告诉“董事会”成员药品可能给患者带来的具体伤害时，76%的“董事会”成员会选择最不负责的做法——尽全力继续销售帕纳巴，但没有人选择最负责任的做法——把药品撤离市场。[①]

这个故事告诉我们，制定决策的人们与受到决策影响的人们之间的距离越远，决策制定者越容易失去对自己行为的道德判断和个人准则。从某种意义上讲，这正是我们需要政府监管的原因，因为我们了解企业管理者扮演的角色，他们追求股东和企业利益的最大化，所以有必要设置一个扮演“反面角色”的组织来抵消他们的负

① ［美］菲利普·希尔茨（Hilts P. J.）著（姚明威译）：《保护公众健康：美国食品药品百年监管历程》，北京：中国水利水电出版社2006年版，第300页。

面作用。商业以利润为首要目标，因此需要某些以安全为第一要务的机构，从保护公共利益的角度出发，起到使整个社会福利最大化的作用。而对公众负责具有决定性作用的理当是监管机构的工作人员们。当然，在更广泛的意义上探讨监管机构及其性质，比如监管机构对公共服务部门的监管，以及与监管有关的其他问题，则是需要另外命题并深入讨论的。

第十章 结 束 语

2007年3月5日，十届全国人大五次会议在北京人民大会堂开幕。温家宝总理代表国务院作《政府工作报告》，其中提到要加快卫生事业改革发展，着眼于建设覆盖城乡居民的基本卫生保健制度。此前很长一段时间，国务院已经组织力量抓紧制定深化医药卫生体制改革的方案，努力解决好人民群众关心的看病就医问题。

据了解，为了新一轮医疗卫生改革能够比较顺利的进行，我国政府相关部门在2007年春节后分别邀请了6家机构进行备选方案的研究，其中包括具有政府背景的国务院发展研究中心，两所高等院校——北京大学、复旦大学，以及3家海外独立机构——世界银行、世界卫生组织和著名的国际咨询机构麦肯锡。按照原定计划，这6家机构提供的备选方案报告应于2007年4月底汇总并上交到医疗卫生改革协调小组。

或许是为了印证医疗改革方案出台的艰难，在2007年3月下旬，北京师范大学医疗改革课题组又加入到医疗改革备选方案的队伍中，拟在6月份推出第7个医疗改革方案。与此同时，北京大学医疗改革课题组内部也出现了意见分歧。北京大学中国经济研究中心副主任李玲教授一直是“政府主导”医疗改革思路的支持者，而北大医疗改革课题组内部持不同意见的研究者，也已经得到相关政府部门的支持，准备“分裂”出北京大学课题组，拿出另一个不同版本的北京大学方案。这样，医疗改革可能产生第8套备选方案。北京师范大学版的医疗改革方案和可能出炉的第8套医疗改革方案，其核心思路都侧重于政府“购买医疗服务”的“市场化”方向。

2007年5月29—30日，由国家发展和改革委员会召集，马凯主任参会，卫生部、财政部、劳动和社会保障部、中央编制办公室等部委官员，参加了在北京举行的医疗改革方案评审会。八套医疗改革方案第一次集体在会上亮相。

这次被确定提供医疗改革方案的，包括北京大学、国务院发展研究中心、世界银行、麦肯锡咨询公司、世界卫生组织、复旦大学和北京师范大学等7家单位。目前，七套方案已经上交，但迄今并没有对外公开披露详细的内容。有消息表明，重视发挥市场活力的第七、第八套方案颇受青睐。初步调查显示，这几套方案可以被分别归纳总结如下。

世界卫生组织方案：世界卫生组织专家用“公平、效率（控制成本）、质量”这三项原则来定义中国卫生系统的改革目标。希望在医疗卫生服务的提供和定价上积极发挥市场机制的作用，鼓励私营卫生机构参与医疗服务。

北京大学方案：以人人享有健康的全民保健体制为终极目标，国家财政加大对国民健康的投资。方向是，在医疗改革方案的制度选择上，主要在服务筹资方式上有所区分，公共卫生由政府投入、基本医疗侧重于社会投入、高端医疗则由个人埋单。

复旦大学方案：与北京大学的方案在诸多方面比较一致，这或许是两个大学之间多次交流与讨论的结果。

国务院发展研究中心方案：医疗服务必须以政府干预为主导，坚持公益性质，医院产权制度改革不是解决医疗问题的关键。

北京师范大学方案：通过政府向医疗机构购买服务的方式，来实现低花费、高效率、保证人人享有基本卫生保健的方案。其基本操作方法是，政府向医疗机构直接购买服务，按照参加医疗保险的人数，通过核算确定每人每年的基本医疗费用，政府直接向医疗机构购买相关的服务。患者无需向医院付费，而是直接将保费交给政府的医疗保险机构。

第八套方案：即另一个版本的北京大学方案，由北京大学中国经济研究中心副主任李玲教授主导，她是“政府主导”医疗改革思路的主要支持者，是北京大学医疗改革课题组内部持不同意见的研究者，得到相关政府部门的支持，“分离”出原北京大学课题组。

麦肯锡和世界银行的方案迄今未见披露。

遗憾的是，本书的撰写已经无法按照新一轮医疗改革的最终实施方案加以展开了，但笔者通过阅读和分析国内外学者有关健康经济学研究的文献资料，结合我国的实际情况，给出了新一轮医疗卫生改革总体框架的构想，其中包括新型的医疗保障系统和与之相关的医疗服务提供体系，特别把焦点放到有关社区卫生服务体系的整体架构方面。

鉴于政府已经许诺在新一轮的医疗卫生改革中承担主要责任，各级政府将为医疗卫生改革提供必要的资金支持。但是，医疗卫生资源的重新配置与完善，并非一朝一夕的事，从健康与医疗的关系来看，医疗卫生事业对于任何一个国家都将永无止境地发展下去。所以，医疗卫生资源配置的效益和效率问题必须引起我们的重视。

一般认为，讲究效益是企业的事，因为企业要想生存下去，没有效益肯定不行。那么财政资金需不需要体现效益呢？答案是肯定的。而财政资金的使用效益可以从两方面加以体现，一是采购金额是否降低，即资金的短期效益是否明显；二是所采购的产品能否经得起时间和技术的考验，即必须考虑资金的长期效益①。

《中华人民共和国政府采购法》中明确规定公开招标应作为政府采购的主要采购方式。在进行网上政府采购时，买方（政府）通

① 林琼：“电子政务环境下的网上政府采购”，《预算会计与管理》2003年第4期，第24—25页。

过其网站对外公布拟采购商品的种类及其数量，卖方（商家）可以据此进行投标，价低者入围，由此大大提高财政资金的短期使用效益。尽管政府资金在医疗卫生改革中的效益问题不在本书的讨论范围之内，但却为未来更进一步的研究提供了素材。

严格来讲，我国的新一轮医疗卫生改革还没有完全拉开帏幕，原因在于目前仍然没有解决好全民的医疗保障问题。只有为全体国民提供了适应中国国情的医疗保障制度，并使之能够伴随着中国经济的发展与时俱进，才有可能逐步推进医疗卫生其他方面的改革，比如医疗服务的提供、国家基本医药制度的建立、甚至医疗机构产权制度的改革等。这将是长期而艰巨的任务，在改革过程中，难免出现这样那样的问题，需要我们不断调整改革的步调。但有一点是毋庸置疑的：我们必须始终坚持公平可及原则，将“人人享有卫生保健”作为我们的改革目标，同时，我们也决不能忽视在公平前提下的效率问题。为了更好地实现公平与效率的统一，应逐步改变政府的监管内容和方式，而这也是需要不断深入研究的课题。

简言之，本书的完成并非医疗改革的结束，恰恰相反，可以说是乘新一轮医疗改革的东风，提出一些个人想法。作为新型医疗保障制度的受益人和医疗卫生改革研究的参与者，笔者既有享受基本医疗保障的权利，又有义务为我国的医疗卫生改革贡献出微薄的学识和能力。我期待着新一轮的医疗改革，能够在各级政府的正确领导、医疗卫生机构的积极参与和全体国民的努力配合下，取得最终的成功。

参考文献

英文部分

1. Alan Williams, Being Reasonable about the Economics of Health: selected essays by Alan Williams, edited by A.J. Culyer, Alan Maynard, 1997, Edward Elgar Publishing Limited.

2. Alistair McGuire, The Provision of Health Care, The Nordic Lights. New Initiatives in Health Care System, The authors and Odense University Press, 1995.

3. Anne Wyller Shetelig. 1999. Supervising the National Health Care Services [M]. University of Oslo, Center for Medical Studies, Moscow.

4. April Harding and Alexander Preker. Private Participation in Health Services. Washington, D. C. the World Bank, edited, 2003.

5. Arrow, K J. 1963. Uncertainty and the Welfare Economics of Medical Care, American Economic Review, 53: 941 – 973.

6. Chua Kao – Ping. 2006. Overview of the U.S. Health Care System [C] . AMSA Jack Rutledge Fellow 2005 – 2006.

7. Fitzgerald, J., Fagan, L., Tierney, W., and Dittus, R. (1987). Changing patterns of hip fracture care before and after implementation of the prospective payment system. Journal of the American Medical Association, 258: 218 – 221.

8. Gutterman, S. and Dobson, A. (1986). Impact of the Medicare

prospective payment system for hospitals. Health Care Financing Review, 7: 97 - 114.

9. Håkon Aune. 1999. Self - regulation and Government regulation: Implementation control [M]. University of Oslo.

10. Haldor Byrkjeflot, Simon Neby, the Decentralized Path Challenged? Nordic Health Care Reforms in Comparison, working paper 2 - 2004, Stein Rokkan Center for Social Science.

11. Harvey S. Rosen, Public Finance (5th edition), International editions 1999, Irwin/McGraw - Hill, McGraw - Hill Company.

12. Inga - Lill Petterson, Health Care Workers in Transition. Work Quality, Organizational and Individual Coping Resources, and Health. Gender, Professional and Worksite Differences, and Time Trends during the 90s, Scand Journal Work Environ Health, 1997.

13. Inga - Lill Petterson, Health Care in Transition - Threat or Opportunity? Psychosocial work quality and Health for Staff and Organization, Stockholm, 1997.

14. J. J. Kronenfeld and M. L. Whicker. 1990. Captive Populations: Caring for the Young, the Sick, the Imprisoned and the Elderly [M]. New York: Praeger.

15. Joseph E. Stiglitz, Economics of the Public Sector (2nd edition), 1988, the Trustee of Edward Hannaway Stiglitz Trust, the Trustee of Julia Hannaway Stiglitz Trust and the Trustee of the Trust for the Benefit of Joseph E. Stiglitz's Children.

16. Kant Patel and Mark E. Rushefsky. Health Care Politics and Policy in America, 2nd ed. Armonk: M. E. Sharpe, Inc. 1999.

17. Karsten Vrangbæk, Katarina Φstergren, the Introduction of Choice in Scandinavian Hospital Systems - Arguments and Policy Processes in the Danish and the Norwegian Case, working paper 5 - 2004, Stein Rokkan

Center for Social Studies.

18. Karsten Vrangbæk and Katarina Φstergren. 2004.3. The Introduction of Choice in Scandinavian Hospital Systems – Arguments and Policy Processes in the Danish and the Norwegian Case.[C]. Stein Rokkan Center for Social Studies.

19. Khan, K., Keeler, E., Sherwood, M., Rogers, D., Draper, D. et al, (1990). Comparing outcomes of care before and after implementation of the DRG – prospective payment system. Journal of the American Medical Association, 264: 1984 – 1988.

20. Margaret Whitehead. 1997. Bridging the gap: working towards equity in health and health care [C]. Sundbyberg.

21. Michael Klein and Bita Hadjimichael. The Private Sector in Development: Entrepreneurship, Regulation, and Competitive Disciplines. D. C. the World Bank, 2003.

22. Milton Friedman, Capitalism and Freedom: Fortieth Anniversary Edition, University of Chicago, 2002.

23. Newhouse, J. and Byrne, (1988). Did Medicares prospective payment system cause length of stay to fall? Journal of Health Economics, 7: 413 – 416.

24. P. R. Torrens and S. J. Williams. 1999. Managed Care: Restructuring the System. In Introduction to Health Services. 5th Ed. (Ed. S. J. Williams and P. R. Torrens) Albany [M], NY: Delmar.

25. Paul A. Samuelson. The Pure Theory of Public Expenditure [J]. Review of Economics and Statistics. 1954, 36 (November).

26. Sally Sheard and Helen Power, Body and city: medical and urban histories of public health, 2000, Ashgate Publishing Ltd.

27. Sherman Folland, Allen C. Goodman, Miron Stano, The Economics of Health and Health Care (3rd edition), 2001, Prentice – Hall,

Inc.

28. Sloan, F. Morrisey, M., and Valvona, J. (1988). Medicare prospective payment and the use of medical technologies in hospitals. Medical Care, 26: 837 – 853.

29. Thomas S. Bodenheimer and Kevin Grumbach, Understanding Health Policy: A Clinical Approach, Appleton & Lange, 1995.

30. Thomas S. Bodenheimer and Kevin Grumbach. 1995. Understanding Health Policy: A Clinical Approach [M]. Appleton & Lange.

31. Thomas E. Getzen. 1995. Health Economics: Fundamentals and Flow of Funds. John Wiley & Sons, Inc.

32. Thomas A. III Abbott and Michael A. Crew. 1995. Lessons from Public Utility Regulation for the Economic Regulation of Health Care Markets: An Overview [M]. Kluwer Academic Publishers.

33. Victor R. Fuchs, Who Shall Live? Health, Economics, and Social Choice (Expanded Edition), World Scientific, 1998.

34. Victor R. Fuchs (b), (1982), Economic Aspects of Health, Chicago: Chicago Press, 12 – 15.

35. Viscusi, W. K., J. M. Vornon and J. E. Harrington, Jr., 2000, Economics of Regulation and Antitrust, Massachusetts: The MIT Press, p295.

36. Weisbrod, B. (1991). The health care quadrilemma: an essay on technological change, insurance, quality of care and cost containment. Journal of Health Economics, 10: 523 – 552.

中文部分

1.《2003—2006年中国卫生统计年鉴》。

2.《2002—2005 年北京海淀年鉴》。

3.《2002—2006 年北京统计年鉴》。

4.［美］艾维瓦·罗恩等编（王金龙译）：《医疗保障政策创新》，北京：中国劳动社会保障出版社 2004 年 8 月版。

5.［美］安塞尔·M·夏普等著（郭庆旺译）：《社会问题经济学》，北京：中国人民大学出版社 2003 年 2 月版。

6. 安德烈·施莱弗：《理解监管》，《比较》（第 16 辑），北京：中信出版社 2005 年 1 月版。

7. 奥肯著（王奔洲译）：《平等与效率》，北京：华夏出版社 1998 年版。

8. 巴尔（Barr，N.）、怀恩斯（Whynes，D.）主编（贺晓波、王艺译，方福前校）：《福利经济学前沿问题》，北京：中国税务出版社、北京腾图电子出版社 2000 年 1 月版。

9. 保罗·克鲁格曼、罗温·威尔斯：《美国医疗保障体制的危机及其对策》，《比较》（第 24 辑），北京：中信出版社 2006 年 5 月版。

10. 鲍勇："探索双向转诊制度模式，破解社区卫生服务发展瓶颈"，《中国全科医学》2006 年第 8 期。

11. 北京市卫生局编：《2003—2005 年北京市卫生工作统计资料》（汇编），内部资料。

12. 毕磊："首家社区医院举步维艰"，《京华时报》2006 年 3 月 8 日。

13. 布雷耶尔和麦卡沃伊："管制与放松管制"，载《新帕尔格雷夫经济学大辞典》（第四卷），北京：经济科学出版社 1992 年版。

14. 财社〔2006〕61 号：关于城市社区卫生服务补助政策的意见，财政部、国家发展改革委、卫生部，2006 年 7 月 13 日。

15. 曹建文主编：《现代医院管理》，上海：复旦大学出版社 2003 年 1 月版。

16. 陈勰："略论转型期城市社区卫生服务存在的问题及对

策”，《医学与社会》2005年第6期。

17. 陈佳贵、王延中主编：《中国社会保障发展报告（2001—2004）No.2》，北京：社会科学文献出版社2004年12月版。

18. 陈霄：“以医疗集团为后盾建立良好双向转诊制度”，《中国医药管理杂志》2005年第13期。

19. 陈校云：“日本私立医疗服务机构及相应政府职能简介”，《中华医院管理杂志》2006年第22卷，第11期。

20. 程晓明主编：《卫生经济学》，北京：人民卫生出版社2003年8月版。

21. 丹尼尔·F. 史普博：《管制与市场》，上海：上海三联书店、上海人民出版社1999年版。

22. 丁开杰主编：《社会保障体制改革》，北京：社会科学文献出版社2004年7月版。

23. 董炳琨等著：《老协和》，保定：河北大学出版社2004年版。

24. 杜乐勋等主编：《中国医疗卫生产业发展报告No.1》，北京：社会科学文献出版社2004年8月版。

25. 杜乐勋、张文鸣、黄泽民主编：《中国医疗卫生发展报告No.2》，北京：社会科学文献出版社2006年5月版。

26. 杜乐勋：“西方卫生经济学漫谈（一）”，《中国卫生经济》1988年第2期。

27. [美] 费尔德斯坦（Feldstein, P. J.）著（费朝晖等译）：《卫生保健经济学：第4版》，北京：经济科学出版社1998年12月版。

28. [美] 菲利普·希尔茨（Hilts P. J.）著（姚明威译）：《保护公众健康：美国食品药品百年监管历程》，北京：中国水利水电出版社2006年1月版。

29. [德] 弗兰茨－克萨韦尔·考夫曼著（王学东译）：《社会福

利国家面临的挑战》，北京：商务印书馆 2004 年版。

30. 高荷蕊、方源、郭爱民等："全国社区卫生服务现状调查——2000—2002 年全国城市社区卫生服务中心财务支出状况分析"，《中国全科医学》2006 年第 9 卷，第 3 期。

31. 顾海编著：《现代医院管理学》，北京：中国医药科技出版社 2004 年 2 月版。

32. 国务院发展研究中心课题组："对中国医疗卫生体制改革的评价与建议（概要与重点）"，《中国发展评论》2005 年增刊 1 期。

33. 郭小聪主编：《政府经济学》，北京：中国人民大学出版社 2003 年版。

34. 国发〔2006〕10 号："关于发展城市社区卫生服务的指导意见"，国务院，2006 年 2 月 21 日。

35. 国人部发〔2006〕69 号："关于加强城市社区卫生人才队伍建设的指导意见"，人事部、卫生部、教育部、财政部、国家中医药管理局，2006 年 6 月 30 日。

36. 顾昕：《中国城市医疗体制的转型》，《比较》（第 19 辑），北京：中信出版社 2005 年 8 月版。

37. ［美］古茨纳著（武光军译）：《8 亿美元一个药片：美国新药成本的幕后真相》，北京：中国商务出版社 2005 年 5 月版。

38. 哈耶克：《法律、立法和自由（第 2 卷）》，芝加哥，1976 年版。

39. 黄勇："江苏宿迁首次回应'卖光式'医改"，北京：《中国青年报》2006 年 3 月 23 日。

40. 霍布森：《帝国主义》，伦敦，1938 年版。

41. ［丹麦］考斯塔·艾斯平－安德森（郑秉文译）：《福利资本主义的三个世界》，北京：法律出版社 2003 年 11 月版。

42. 劳尔斯：《正义理论》，哈佛大学出版社 1971 年版。

43. ［英］理查德·斯通著（楼克明等译）：《社会科学中的数学

和其他论文》，北京：首都经济贸易大学出版社2000年4月版。

44.［美］理查德·布隆克著（林季红译）：《质疑自由市场经济》，南京：江苏人民出版社1999年12月版。

45. 李玲等："北大课题组宿迁医改调研报告"，北京：《中国青年报》，2006年6月22—23日。

46. 李萍、刘尚希主编：《部门预算理论与实践》，北京：中国财政经济出版社2003年6月版。

47. 李特尔（I. M. D. Little）：《福利经济学评述》，北京：商务印书馆1965年版。

48. 李肇川："对公共产品问题的几点认识"，《学习论坛》1999年第10期。

49. 梁万年主编：《全科医学》，北京：高等教育出版社2004年7月版。

50. 林益强、章晨琦主编：《社区健康促进——技能与实践》，上海：上海中医药大学出版社2002年12月版。

51. 林琼："保健与医疗的异同"，《中国社会科学院院报》2006年第11期。

52. 林琼："对医疗机构产权改革的思考"，《中华医院管理杂志》2007年第5期。

53. 林琼："电子政务环境下的网上政府采购"，《预算会计与管理》2003年第4期。

54. 林晓嵩、金丽华："社区卫生服务双向转诊规章制度研究"，《中国全科医学》2006年第8期。

55. 刘保恩、周绿林主编：《社区卫生管理学》，南京：东南大学出版社2002年10月版。

56. 刘朝杰："双向转诊机制的实现"，《中国全科医学》2006年第8期。

57. 刘建勋、李银良："目前我市社区卫生服务存在的问题与建议”，《社区医学杂志》2005年第3期。

58. 刘墨非：“六病种住院时间和费用减少”，《北京晨报》2007年2月9日。

59. 刘振华主编：《医学人才学》，北京：清华大学出版社2005年6月版。

60. 刘静林主编：《社区服务》，北京：中国劳动社会保障出版社2005年7月版。

61. 卢祖洵、金生国主编：《国外社区卫生服务》，北京：人民卫生出版社2001年版。

62. 卢祖洵、刘军安、程锦泉等：“深圳市社区卫生服务机构基础配置分析”，《中国全科医学》2006年第6期。

63. 吕璠、梁万年、李坤程、何维：“关于中国医疗保障体系建设的发展建议”，《中国全科医学》2005年第10期。

64. 马海涛、安秀梅主编：《公共财政概论》，北京：中国财政经济出版社2003年7月版。

65. [美] 曼昆（Mankiw, N.G.）著（梁小民译）：《经济学原理（原书第3版，上下册）》，北京：机械工业出版社2003年8月版。

66. 毛正中、胡德伟编著：《卫生经济学》，北京：中国统计出版社2004年10月版。

67. 美国德鲁克基金会主编（魏青江等译）：《未来的社区（德鲁克纪念版）》，北京：中国人民大学出版社2006年1月版。

68. 乔治·亚罗夫：《公共服务供给的政府监管》，《比较》（第16辑），北京：中信出版社2005年1月版。

69. 仇保兴、王俊豪编著：《中国市政公用事业监管体制研究》，北京：中国社会科学出版社2006年7月版。

70. 萨缪尔森、诺德豪斯：《经济学》，英文第13版，1989年版。

71. 世界卫生组织编著（田绪生主译）:《2005世界卫生报告：珍爱每一个母亲和儿童》，北京：人民卫生出版社2005年10月版。

72. ［美］斯蒂格利茨（Stiglitz，J.E.）著（梁小民等译）:《经济学》（上、下册）第二版，北京：中国人民大学出版社2000年9月版。

73. ［英］斯蒂芬·贝利著（白景明译）:《公共部门经济学：理论、政策和实践》（第二版），北京：中国税务出版社2005年7月版。

74. 孙建勇主编：《社会保障基金监管制度国际比较》，北京：中国财政经济出版社2004年8月版。

75. ［美］托马斯·J·穆尔著（但汉松译）:《致命的药物》，北京：中国水利水电出版社2006年3月版。

76. 万明国著：《社会保障的市场跨越》，北京：社会科学文献出版社2005年8月版。

77. 王文素主编：《社会保障教程》，北京：经济科学出版社2005年6月版。

78. 王先胜编著：《城市社区服务综论》，北京：中国社会出版社2005年9月版。

79. 王晓霞、张玲主编：《城市社区卫生服务与社区建设》，天津：天津社会科学院出版社2003年4月版。

80. 卫医发〔2000〕233号："关于城镇医疗机构分类管理的实施意见"，卫生部、国家中医药管理局、财政部、国家计委，2000年7月18日。

81. 卫生部统计信息中心："各年中国卫生事业发展情况统计公报"，北京：卫生部网站，www.moh.gov.cn.

82. 乌日图：《医疗保障制度国际比较》，北京：化学工业出版社2003年8月版。

83. 吴明主编：《医疗保障原理与政策》，北京：北京大学医学出版社 2003 年 2 月版。

84. 吴仪："统一思想，创新机制，积极推进城市社区卫生服务发展"，在全国城市社区卫生工作会议上的讲话，2006 年 2 月 24 日。

85. 休谟：《人性论》（下册）（中译本），北京：商务印书馆 1980 年版。

86. 雅诺什·科尔奈、翁笙和著（罗淑锦译）：《转轨中的福利、选择和一致性：东欧国家卫生部门改革》，北京：中信出版社 2003 年 4 月版。

87. 严春泽："社区卫生服务站冠心病双向转诊失败原因分析"，《中国全科医学》2005 年第 8 卷，第 2 期。

88. 杨峰、李士雪："社区卫生服务管理信息系统的开发与实施"，《社区医学杂志》2004 年第 6 期。

89. 杨辉："社区卫生服务守门人好不好——欧洲 18 个国家病人满意度与转诊制度的关系"，《中国全科医学》2007 年第 10 卷，第 1 期。

90. 姚明霞著：《福利经济学》，北京：经济日报出版社 2005 年 5 月版。

91. 叶响裙著：《中国社会养老保障：困境与抉择》，北京：社会科学文献出版社 2004 年 11 月版。

92. 于雷、史铁尔主编：《社区建设理论与实务》，北京：中国轻工业出版社 2006 年 9 月版。

93. 章敬平、包永辉："宿迁医改谁是谁非 应该打 80 分还是 20 分"，《经济观察报》2006 年 7 月 8 日。

94. 张春霖：《公共服务提供的制度基础：一个分析框架》，《比较》（第 17 辑），北京：中信出版社 2005 年 3 月版。

95. 张奇林著：《美国医疗保障制度研究》，北京：人民出版社 2005 年 8 月版。

96. 张晓枫、杨珺、高荷蕊等："全国社区卫生服务现状调查——2000—2002年全国城市社区卫生服务中心财务收入状况分析"，《中国全科医学》2006年第9卷，第3期。

97. 张宇、肖十力、张拓红等："社区卫生服务机构与医院双向转诊实现途径和管理办法研究"，《中国全科医学》2002年第5期。

98.《中国卫生年鉴》编辑委员会：《中国卫生年鉴》（历年），北京：人民卫生出版社版。

99. 中华人民共和国卫生部编：《中共中央、国务院关于卫生改革与发展的决定》，载《建设有中国特色的社会主义卫生事业——全国卫生工作会议文件汇编》，北京：人民卫生出版社1997年版。

100. 中央编办发〔2006〕96号：关于印发《城市社区卫生服务机构设置和编制标准指导意见》的通知，中央机构编制委员会办公室、卫生部、财政部、民政部，2006年8月21日。

101. 周良荣等著：《聚焦卫生改革》，北京：中国社会科学出版社2003年6月版。

102. 周雁翎著：《公平、效率与经济增长：转型期中国卫生保健投资问题研究》，武汉：武汉出版社2003年6月版。

103. 周指明主编：《社区卫生服务契约研究》，北京：科学出版社2004年4月版。

附录一

我国卫生总费用及其构成

年份	卫生总费用（亿元）				卫生总费用构成（%）			卫生总费用占 GDP（%）	GDP（亿元）
	合计	政府预算投入	社会卫生支出	居民个人支出	政府预算投入	社会卫生支出	居民个人支出		
1978	110.2	35.4	52.3	22.5	32.2	47.4	20.4	3.04	3624.1
1979	126.2	40.6	59.9	25.7	32.2	47.5	20.3	3.12	4038.2
1980	143.2	51.9	61.0	30.4	36.2	42.6	21.2	3.17	4517.8
1981	160.1	59.7	62.4	38.0	37.3	39.0	23.7	3.29	4862.4
1982	177.5	69.0	70.1	38.4	38.9	39.5	21.6	3.35	5294.7
1983	207.4	77.6	64.6	65.2	37.4	31.1	31.5	3.50	5934.5
1984	242.1	89.5	73.6	79.0	37.0	30.4	32.6	3.38	7171.0
1985	279.0	107.7	92.0	79.4	38.6	33.0	28.5	3.11	8964.4
1986	315.9	122.2	110.4	83.3	38.7	34.9	26.4	3.10	10202.2
1987	379.6	127.3	137.3	115.1	33.5	36.2	30.3	3.17	11962.5
1988	488.0	145.4	190.0	152.7	29.8	38.9	31.3	3.27	14928.3
1989	615.5	167.8	237.8	209.8	27.3	38.6	34.1	3.64	16909.2
1990	747.4	187.3	293.1	267.0	25.1	39.2	35.7	4.03	18547.9
1991	893.5	204.1	354.4	335.0	22.8	39.7	37.5	4.13	21617.8
1992	1096.9	228.6	431.6	436.7	20.8	39.3	39.8	4.12	26638.1
1993	1377.8	272.1	524.8	581.0	19.7	38.1	42.2	3.98	34634.4
1994	1761.2	342.3	644.9	774.1	19.4	36.6	43.9	3.77	46759.4
1995	2155.1	387.3	767.8	1000.0	18.0	35.6	46.4	3.69	58478.1
1996	2709.4	461.6	875.7	1372.2	17.0	32.3	50.6	3.99	67884.6

续表

年份	卫生总费用（亿元）				卫生总费用构成（%）			卫生总费用占 GDP（%）	GDP（亿元）
	合计	政府预算投入	社会卫生支出	居民个人支出	政府预算投入	社会卫生支出	居民个人支出		
1997	3196.7	523.6	984.1	1689.1	16.4	30.8	52.8	4.29	74462.6
1998	3678.7	590.1	1071.0	2017.6	16.0	29.1	54.8	4.70	78345.2
1999	4047.5	641.0	1146.0	2260.6	15.8	28.3	55.9	4.93	82067.5
2000	4586.6	709.5	1171.9	2705.2	15.5	25.6	59.0	5.13	89468.1
2001	5025.9	800.6	1211.4	3013.9	15.9	24.1	60.0	5.16	97314.8
2002	5790.0	908.5	1539.4	3342.1	15.7	26.6	57.7	5.51	105172.3
2003	6584.1	1116.9	1788.5	3678.7	17.0	27.2	55.9	5.61	117390.2

说明：(1) 数据来源为《2005 中国卫生统计年鉴》；(2) 本表系调整后的测算数；(3) 按当年价格计算；(4) 2001 年起卫生总费用不含高等医学教育经费。

附录二

城市社区卫生服务中心基本标准

一、城市社区卫生服务中心应按照国家有关规定提供社区基本公共卫生服务和社区基本医疗服务。

二、床位

根据服务范围和人口合理配置。至少设日间观察床5张；根据当地医疗机构设置规划，可设一定数量的以护理康复为主要功能的病床，但不得超过50张。

三、科室设置

至少设有以下科室：

（一）临床科室

全科诊室、中医诊室、康复治疗室、抢救室、预检分诊室（台）。

（二）预防保健科室

预防接种室、儿童保健室、妇女保健与计划生育指导室、健康教育室。

（三）医技及其他科室

检验室、B超室、心电图室、药房、治疗室、处置室、观察室、健康信息管理室、消毒间。

四、人员

（一）至少有6名执业范围为全科医学专业的临床类别、中医类别执业医师，9名注册护士。

（二）至少有1名副高级以上任职资格的执业医师；至少有1

名中级以上任职资格的中医类别执业医师；至少有1名公共卫生执业医师。

（三）每名执业医师至少配备1名注册护士，其中至少具有1名中级以上任职资格的注册护士。

（四）设病床的，每5张病床至少增加配备1名执业医师、1名注册护士。

（五）其他人员按需配备。

五、房屋

（一）建筑面积不少于1000平方米，布局合理，充分体现保护患者隐私、无障碍设计要求，并符合国家卫生学标准。

（二）设病床的，每设一床位至少增加30平方米建筑面积。

六、设备

（一）诊疗设备

诊断床、听诊器、血压计、体温计、观片灯、体重身高计、出诊箱、治疗推车、供氧设备、电动吸引器、简易手术设备、可调式输液椅、手推式抢救车及抢救设备、脉枕、针灸器具、火罐。

（二）辅助检查设备

心电图机、B超、显微镜、离心机、血球计数仪、尿常规分析仪、生化分析仪、血糖仪、电冰箱、恒温箱、药品柜、中药饮片调剂设备、高压蒸汽消毒器等必要的消毒灭菌设施。

（三）预防保健设备

妇科检查床、妇科常规检查设备、身长（高）和体重测查设备、听（视）力测查工具、电冰箱、疫苗标牌、紫外线灯、冷藏包、运动治疗和功能测评类等基本康复训练和理疗设备。

（四）健康教育及其他设备

健康教育影像设备、计算机及打印设备、电话等通讯设备，健康档案、医疗保险信息管理与费用结算有关设备等。

设病床的，配备与之相应的病床单元设施。

七、规章制度

制定人员岗位责任制、在职教育培训制度，有国家制定或认可的各项卫生技术操作规程，并成册可用。

八、各省、自治区、直辖市卫生行政部门可以此为基础，根据实际情况适当提高部分指标，作为地方标准，报卫生部核准备案后施行。由医院转型的社区卫生服务中心，可根据当地实际和原医院规模等情况，给予一定过渡期，逐步调整功能和规模，达到本标准要求。

附录三

城市社区卫生服务站基本标准

一、城市社区卫生服务站应按照国家有关规定提供社区基本公共卫生服务和社区基本医疗服务。

二、床位

至少设日间观察床1张。不设病床。

三、科室

至少设有以下科室：

全科诊室、治疗室、处置室、预防保健室、健康信息管理室。

四、人员

（一）至少配备2名执业范围为全科医学专业的临床类别、中医类别执业医师。

（二）至少有1名中级以上任职资格的执业医师；至少有1名能够提供中医药服务的执业医师。

（三）每名执业医师至少配备1名注册护士。

（四）其他人员按需配备。

五、房屋

建筑面积不少于150平方米，布局合理，充分体现保护患者隐私、无障碍设计要求，并符合国家卫生学标准。

六、设备

（一）基本设备

诊断床、听诊器、血压计、体温计、心电图机、观片灯、体重身高计、血糖仪、出诊箱、治疗推车、急救箱、供氧设备、电冰箱、脉枕、针灸器具、火罐、必要的消毒灭菌设施、药品柜、档案柜、电脑及打印设备、电话等通讯设备、健康教育影像设备。

（二）有与开展的工作相应的其他设备。

七、规章制度

制定人员岗位责任制、在职教育培训制度，有国家制定或认可的各项卫生技术操作规程，并成册可用。

八、各省、自治区、直辖市卫生行政部门可以此为基础，根据实际情况适当提高部分指标，作为地方标准，报卫生部核准备案后施行。

后 记

博士学习生涯已经结束，学位论文答辩的完成也已月余。回首过去三年的经历，感慨万千。应当说，这是一段终生难忘的经历。记得李俊生教授曾对我说过，有没有写过博士学位论文，对一个人的研究态度和学术影响绝对不一样。现在，当博士学位论文已成往事，经过修改之后的专著即将发表之际，我对他的观点越来越认同，尽管他对我的指教表现在诸多方面。

最应感谢我的导师潘省初教授。在去挪威讲学之前，我向他征询我的主要研究方向，他给我的建议非常重要而及时：北欧国家在社会福利方面肯定有许多值得我们学习的经验。初到挪威，我便发现医疗改革这个话题，起因在于社会民主福利国家同样面临医疗卫生方面的问题，而且这是一个永远没有止境的研究领域。在研读有关欧美国家的健康经济学文献时，我终于找到自己感兴趣而且与国计民生密切相关的研究内容。在潘教授的鼓励和支持下，我大量收集和阅读中英文资料。及至后来，无论在论文开题、写作还是修改过程中，我都得到潘教授的悉心指导和许多有益的建议，在此表示衷心感谢。

还要感谢那些在经济学和管理学前沿问题课堂上为我们举办讲座的教授们，在他们慷慨激昂的演讲中，我接触到来自不同视角的各类学术观点，了解到许多实用的研究方法，这些都或多或少地被我运用到自己的研究当中，而且将使我终生受益。

感谢中国社会科学院数量经济与技术经济研究所的龚益研究

员，他在有关社会科学术语方面的前沿性研究，一直指导我注重对学术问题从基本的术语开始逐步深入的研究。我们的共识在于无论从事哪方面的研究，倘若没有术语方面的同一表达，很容易造成概念的混乱，并可能导致无意义的结果。

感谢中国人民大学农业与农村发展学院的白南生教授，在他主持的“进城农民工——现状、趋势、我们能做些什么”的论坛上，我终于意识到农民工的医疗保障问题必须纳入城镇医疗保障体系和医疗服务提供体系之内，而他以 20 年来对进城务工人员相关问题的研究，为我提供了非常有价值的研究思路。

感谢我在挪威 Sogn og Fjordane University College 的同事及朋友 Johannes Idsø 和 Oddbjørn Bruke 教授，在他们的无私帮助下，我得以充分利用挪威国家图书馆系统查阅和收集到许多资料，这些资料在我的论文中发挥了重要作用。

感谢海淀区卫生局的马林、张广信和商慧，在他们的大力协助下，我有机会走访多家社区卫生服务机构，获得许多第一手资料。虽然由于各种原因我无法利用其中的绝大部分内容，但是能够跟着他们参与到社区卫生服务机构的实际调查工作中，我受益匪浅。

感谢多家社区卫生服务中心的负责人，如北太平庄医院的周力、甘家口医院的袁坚宾和北下关医院的赵谦、东城区朝阳门医院的姜国栋以及朝阳区华严北里服务站的来毅站长，还有其他社区卫生服务站的卫生从业人员。他们集多年的社区卫生服务经验并无偿地与我分享他们的工作心得，使我逐步认识并加强对社区卫生服务工作的理解。特别是他们对我在社区卫生服务体系建设构想方面的肯定，让我在这次辛苦的论文写作中终于感受到理性思维的无限乐趣。

感谢北京市卫生局信息中心统计室的郭默宁主任，她无私提供的卫生统计资料，使我获得了充分翔实的数据，从而得以匡算海淀区社区卫生服务的财政投入情况。

感谢国家图书馆的工作人员们，当我在年鉴阅览室、保存本阅览室、中文科技阅览室等处查阅图书资料时，他们热心而又专业的服务使我既顺利地完成了相关资料的整理，又与他们建立了良好的工作关系。

感谢我的同门兄弟姐妹们，刘成杰师兄在平时的学术交流和我的论文写作阶段，始终能够提出非常好的建议，高兴波师兄的课题拓展了我的研究视野，龙晓柏师弟把他的开题报告模板无偿提供给我，使原本平淡无奇的文字增添了许多光彩。还有我的好朋友兼同学、同事马燕林和张书云，小师弟费明硕、小师妹周凌瑶和英英，他们都从不同的角度给予我许多帮助，在此一并表示感谢。

感谢我的同事们，在我论文写作极为紧张的这个春天，他们替我分担了许多工作，让我能够踏踏实实地完成这项艰巨的任务。可以说，没有他们的帮助，我很难按时并且顺利地完成这篇论文。

感谢中国财政经济出版社的有关领导和编校人员。

需要感谢的人实在太多，恕不一一列举。最后感谢我的家人，没有你们的支持和理解，这项工作将是枯燥而无意义的。或许我未来的生命价值在于为更多人的健康奉献自己的研究成果，并把其中的快乐带给我的家人、学生和朋友们。健康快乐将是我终生追求的目标，也是我能够与所有人共享的财富。

编　者

2007 年 6 月 24 日